AF458372

LA HERNIE

ET SA

GUÉRISON

Par la Méthode du Docteur GÉRARD

DE LA FACULTÉ DE MÉDECINE DE PARIS

CONSULTATIONS TOUS LES JOURS

(Dimanche et lundi exceptés)

De 1 h. à 3 h.

30, Rue Drouot, PARIS

TRAITEMENT PAR CORRESPONDANCE

TRENTE-HUITIÈME ÉDITION

REVUE, CORRIGÉE ET CONSIDÉRABLEMENT AUGMENTÉE

En vente chez l'AUTEUR

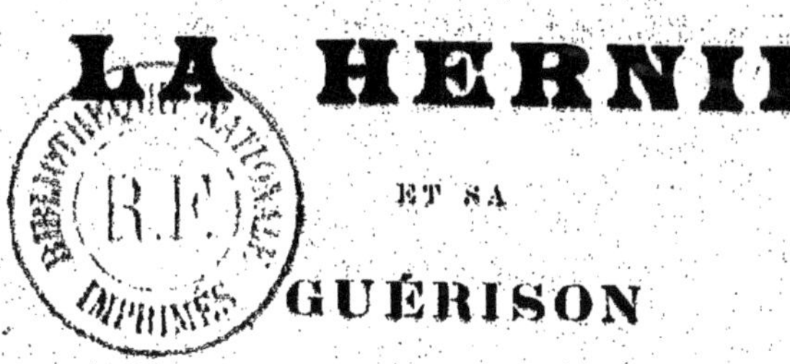

LA HERNIE

ET SA

GUÉRISON

LA HERNIE

ET SA

GUÉRISON

Par la Méthode du Docteur GÉRARD

DE LA FACULTÉ DE MÉDECINE DE PARIS

CONSULTATIONS TOUS LES JOURS

(Dimanche et lundi exceptés)

De 1 h. à 3 h.

30, Rue Drouot, PARIS

TRAITEMENT PAR CORRESPONDANCE

TRENTE-HUITIÈME ÉDITION

REVUE, CORRIGÉE ET CONSIDÉRABLEMENT AUGMENTÉE

En vente chez l'AUTEUR

AU LECTEUR

De toutes les infirmités qui affligent la nature humaine, la hernie est sans contredit la plus grave et la plus fréquente. Le nombre des malheureux des deux sexes atteints de cette cruelle infirmité est incalculable. On ne s'en fera qu'une faible idée par cet exemple fourni par la consultation des bandages du Bureau de l'Assistance publique de Paris où le professeur Paul Berger a pu, pour son compte personnel, en recueillir en trois ans et demi dix mille observations caractérisées.

Depuis les temps les plus reculés, elle exerce ses ravages, frappant de diminution physique l'homme dans la force de l'âge, lui interdisant tout travail, tout exercice fatigant, menaçant la jeune femme saine et bien portante des plus graves complications dans l'accomplissement de l'acte sublime de la maternité, entravant la croissance normale de l'enfant, avançant de plusieurs années la fin du vieillard. Elle condamne les uns et les autres à d'incoercibles malaises, aux idées noires, à une décrépitude prématurée ; elle leur fait courir à tout instant le danger d'aggravations, de complications de toute espèce et, entre toutes, de l'étranglement intestinal si souvent mortel, avec son cortège effroyable de poignantes angoisses et d'atroces souffrances, accident si effroyable que ceux qui ont passé par cette crise terrible et ont eu le bonheur d'en revenir, ne peuvent en évoquer le souvenir sans un frisson d'horreur.

Quels remèdes oppose-t-on encore aujourd'hui à un mal si redoutable?

Le bandage, simple palliatif, quand, mal adapté au cas du hernieux, il n'augmente pas les chances d'étranglement. Si cet appareil est muni du ressort indispensable pour obtenir une bonne contention, il devient, trop souvent, appliqué par un bandagiste n'ayant aucune connaissance anatomique, un véritable instrument de torture. Si le ressort est remplacé par un simple tissu élastique, comme le préconisent à présent certains industriels, plus soucieux de plaire à leur client que de le mettre à l'abri du danger, il ne procurera à ce dernier qu'une quiétude trompeuse, un tel appareil pouvant à la rigueur maintenir *superficiellement* une hernie peu volumineuse, mais étant incapable de résister à la poussée intestinale provoquée par un effort imprévu et souvent peu considérable.

Quel autre remède propose-t-on encore ?

La méthode sanglante, procédé barbare, indigne de notre temps, plus dangereux que la hernie elle-même et qui plus est, parfaitement inefficace, les patients qui survivent à l'opération, ayant les tissus tellement affaiblis que le bandage leur devient plus nécessaire qu'avant l'intervention chirurgicale. Ce n'est plus, en effet, une hernie qui est à redouter, mais une éventration, comme l'a si judicieusement fait remarquer le professeur Lannelongue, dont j'aurai plus loin l'occasion de citer les propres paroles.

La hernie est-elle curable par d'autres moyens qu'un procédé que l'humanité et le bon sens réprouvent ?

Non, vous répondront les esprits prévenus contre tout progrès réel ; non, répondront les médecins esclaves de la routine, qui, trop ignorants pour avoir une opinion personnelle sur cette grave question, vont prendre le mot d'ordre auprès des chirurgiens, toujours prêts pour l'intervention sanglante. Oui, vous répondront les hommes éclairés, les vrais savants, les médecins plus soucieux de voir guérir leurs malades que de se faire les pourvoyeurs du bistouri.

Oui, répondrai-je à mon tour, en mettant en lumière l'erreur des premiers, qui voudraient faire reculer la science de deux siècles en arrière ; oui, la hernie est curable sans opération, et de cette vérité les preuves abondent. Elles sont de deux ordres différents : les premières établissent la tendance naturelle des tissus, et du péritoine surtout, à se rapprocher et à se souder spontanément ; les secondes nous fournissent de nombreux exemples de guérison obtenue par les seules forces de la nature. Les unes et les autres seront énumérées à la fin de cet ouvrage, et j'engage mes lecteurs à apporter une attention toute particulière à la lecture de ce chapitre.

Les médecins du XVIIe siècle avaient complètement rejeté la méthode sanglante, comme incompatible avec les progrès déjà réalisés par la science médicale de leur temps, et guérissaient nombre de hernieux par l'application de remèdes externes. Le seul reproche que l'on pouvait adresser aux préparations dont ils faisaient usage, était de ne pas agir efficacement sur tous les sujets en traitement, et de ne guérir ceux d'entre eux dont les tissus, étant très perméables, se laissaient facilement pénétrer.

Mais, dès lors, la voie était tracée et ce sont ces modes de traitement qu'il fallait perfectionner ou remplacer par d'autres plus sûrement actifs, au lieu de recourir à la méthode opératoire qui, en dépit de toutes les améliorations et des secours de l'antisepsie, demeurera toujours dangereuse et inefficace.

Le célèbre professeur Lannelongue ne s'y est pas trompé lorsqu'en 1898 à l'Académie de médecine, il s'est exprimé en ces termes:

« Par l'opération, on ouvre la paroi abdomi-« nale c'est-à-dire qu'on l'affaiblit... peut-on ga-« rantir que le rapprochement cherché remplira « bien son office ? les éventrations à la suite de « laparatomie (ouverture du ventre) témoi-« gnent du contraire. (*Bulletin officiel de l'Aca-« démie de Médecine.)*

Aussi le Dr Lannelongue s'efforça-t-il d'obtenir la guérison des hernies sans opération. Il a fait dans ce but de louables efforts et des essais intéressants.

Pour amener les tissus à se rapprocher et à se souder en y provoquant une inflammation passagère, il les injecta de liquides irritants.

Mais cette manière d'opérer n'était pas exempte de critique. L'irritation ainsi obtenue allait en diminuant du point où était faite la pigûre aux extrémités du rayon d'action de cette dernière, au lieu d'agir sur les tissus uniformément; les injections exposaient en outre le hernieure à de graves complications.

Ces objections ne devaient pas échapper à l'adversaire attentif et à l'apôtre de l'intervention chirurgicale qu'est, tout à la fois, le Dr Lucas Championnière.

Il juge la méthode de son confrère avec autant de sévérité que ce dernier en avait apporté dans ses appréciations sur la sienne.

C'est encore le *Bulletin officiel de l'Académie de Médecine*, qui nous fera connaître son opinion sur les procédés du Dr Lannelongue : « Il faut, dit-il, rejeter cette méthode, pour la raison bien simple, que l'expérience qu'on nous propose ne peut servir à rien, mais peut être dangereuse et remet en question tous les progrès acquis depuis ces vingt dernières années.

Le Dr Lucas Championnière, défend, comme on le voit, avec énergie, ses procédés chirurgicaux, et, c'est assez naturel, mais il est néanmoins obligé de confesser lui-même « qu'ils sont loin d'être sans danger. » (*Cure radicale des hernies*, Paris, 1892).

Il n'est pas, d'ailleurs, le seul opérateur qui ait été condamné à un tel aveu, et, le Dr Segond dans sa thèse d'agrégation s'exprimait déjà avec cette noble franchise de la jeunesse : « Il faut compter avec les désastres, même en employant les méthodes modernes. Dans ces conditions, il faut savoir si l'opération donnera des résultats assez heureux pour balancer les chances d'accidents », et, comme conclusion, en ce qui concerne les procédés conseillés dans la

Cure radicale des hernies, il ajoute : « Tous peuvent tuer, aucun ne peut garantir l'absence de récidive. »

Et bien avant ces opérateurs habiles, leur maître à tous, le grand Malgaigne, n'avait-il pas prononcé ces paroles mémorables, que je voudrais écrire en caractères ineffaçables en tête de mon livre : « Que dire d'opérations douloureuses, laissant après elles des stigmates ineffaçables, et qui, toutes ont déjà compté des morts ? *Que les chirurgiens appliquent la grande loi de la morale universelle, qui défend de faire à autrui ce que l'on ne voudrait pas souffrir soi-même.* En ce qui me concerne, je déclare que je ne me soumettrais à aucun de tous ces procédés. »

Après cette édifiante lecture, j'aime à croire que les hernieux qui auraient eu des velléités de se faire ouvrir l'abdomen, y regarderont désormais à deux fois.

C'est donc le Dr Lannelongue, qui de nos jours, a approché le plus près de la vérité. Quoi que l'on puisse dire de l'insuffisante efficacité de sa méthode, du caractère éphémère des cures qu'elle peut obtenir sur certains sujets, et des dangers qu'elle présente ellemême, bien qu'à un degré très inférieur à l'opération chirurgicale, il faut lui savoir gré, d'avoir voulu s'opposer à l'envahissement inquiétant de la chirurgie dans un domaine qui aurait dû lui rester étranger, et d'avoir fait faire un pas de plus au traitement médicamenteux de la hernie, par un choix judicieux de préparations inconnues de ceux qui l'avaient précédé dans cette voie.

Deux points restaient acquis des observations de ses devanciers: la propriété du péritoine de se souder à lui-même, quand il y est sollicité par une irritation passagère, et la possibilité d'obtenir cette irritation; il était bon qu'ils fussent appuyés de l'autorité de son nom.

Je n'avais pas attendu ses travaux pour diriger mes études et mes investigations de ce côté et il y a déjà plusieurs années que mes efforts ont été couronnés de succès et que j'obtiens chaque jour, par l'application de ma méthode, la guérison des hernieux qui, soit à mon cabinet de consultations, soit par correspondance, font appel à mes soins. Mais je n'en ai pas été moins heureux de constater que le Dr Lannelongue préconisait à son tour les même procédés de guérison — du moins des procédés de guérison qui reposent sur les mêmes principes que les miens.

Dès le début des nombreux essais auxquels j'ai dû procéder avant d'arriver à instituer une méthode d'une efficacité infaillible, j'ai rejeté comme dangereux l'usage de la seringue à injections, et c'est sur ce point important que je me sépare de l'illustre professeur.

J'eus d'abord recours à des applications sur la peau de solutions irritantes qui me semblaient devoir produire l'effet désiré, mais elles séchaient avant d'avoir pu pénétrer profondément les tissus, et l'action de ces préparations, étant limitée à la peau, n'était par conséquent que superficielle. Enfin après de nombreux essais qui me prirent près d'une année, l'idée me vint d'associer le médicament qui constitue le principe actif de mon traitement à un produit qui, ayant une grande affinité chimique avec la composition de nos tissus, devait les pénétrer facilement.

C'était la solution du problème. Je multipliai les applications du nouveau remède sur des sujets de tous les âges, sur les hernies les plus anciennes comme sur les plus récentes, sur les plus volumineuses comme sur les moins développées ; chaque fois, la cure radicale et complète fut obtenue.

Le doute n'était plus permis, je tenais entre les mains, le moyen de délivrer l'humanité de l'un des plus terribles fléaux qui l'affligent.

Ma méthode se compose d'un traitement interne et d'un traitement externe dont la double action se combine et se complète réciproquement. Elle est d'une innocuité parfaite, même appliquée à des enfants en bas âge, et le malade qui la suit, n'a rien à changer à son régime ni à ses habitudes ; il peut sans inconvénient, continuer pendant la cure, à vaquer à ses travaux ou à ses occupations. Son action est tout aussi efficace dans les hernies crurales, ombilicales et scrotales, que dans la hernie inguinale ordinaire ; elle est la même sur le vieillard que sur l'homme dans la force de l'âge, car elle modifie profondément les tissus en les fortifiant, et, ces tissus absorbent une quantité de mes médicaments d'autant plus grande que leur affaiblissement les a rendus plus perméables.

Une fois la guérison obtenue, le malade peut dire adieu à tout appareil sans esprit de retour, car l'anneau herniaire est alors plus solidement fermé qu'avant la hernie, ainsi qu'on va le voir.

Voici, en effet, le travail qui s'est opéré pendant la cure : le remède externe pénétrant graduellement les tissus, y a occasionné une inflammation légère et continue, parfaitement inoffensive, d'abord à la surface, puis en profondeur, déterminant la secrétion d'une matière fibro-plastique, laquelle produit d'abord le rétrécissement et ensuite l'occlusion de l'anneau et qui se transforme plus tard en un véritable tissu de remplissage, prenant de jour en jour consistance, s'organisant sous forme de cicatrice dure et résistante, constituant enfin une sorte de bouchon, de bandage naturel, capable de s'opposer victorieusement à tout nouvel accident.

Quant au médicament interne dont les effets doivent être parallèles à ceux de la médication externe, son action consiste, tout en stimulant le travail de cicatrisation, à rendre à l'intestin hernié le degré d'activité qui lui est nécessaire pour fonctionner conformément aux lois de la nature et à lui donner la résistance voulue pour se maintenir de lui-même dans la cavité abdominale.

C'est ainsi que sous cette double influence, les choses changent rapidement de face, et qu'au bout de deux ou trois semaines, le malade peut déjà constater que l'intestin n'a plus autant de tendance à descendre, et que le moindre bandage suffit à le contenir, et ce sont là les premiers symptômes de la guérison.

On comprend maintenant combien, un tel résultat étant obtenu, le bandage mécanique qui a servi à maintenir l'intestin pendant le traitement et à appliquer la médication externe est, dès lors, devenu complètement inutile.

Mais toutes les difficultés étaient-elles vaincues ? Oui, dans la plupart des cas, non dans le cas de hernies *irréductibles*, où l'épiploon et l'anse intestinale sont retenus au dehors de la cavité abdominale, par de fortes attaches, où aucune pression n'est capable de les faire rentrer et où le malade ne peut, pour cette raison, supporter qu'un bandage à pelote concave ou même un simple suspensoir. Il fallait, sans imposer aucune souffrance au malade, parvenir à faire rentrer cette portion de péritoine et d'intestin, afin de lui fermer ensuite le passage derrière elle. Nouvelle difficulté, comme on le voit, dont j'ai triomphé, grâce à l'application de mon traitement préparatoire qui consiste en massages ou frictions médicamenteuses ayant pour effet de rompre assez rapidement les attaches ou adhérences qui rendaient la hernie irréductible.

Ce traitement préparatoire une fois terminé, il n'y a plus qu'à appliquer mon traitement curatif proprement dit, et j'ajouterai même qu'en pareil cas, la cure est particulièrement rapide.

En résumé, ma méthode est efficace, non seulement dans les cas ordinaires de hernie inguinale, mais elle opère avec le même succès dans les hernies scrotales, crurales et ombilicales ; chez les vieillards et même dans les cas où la hernie est irréductible, la cure n'en est pas moins certaine.

Il faudrait avoir vécu les émotions par lesquelles j'ai passé au cours de mes recherches, et quand le succès est venu couronner mes efforts, pour se faire une idée de la satisfaction que j'éprouve en apportant un tel remède aux souffrances de mes semblables. C'est pour que tous les hernieux puissent recourir à mes soins en pleine connaissance de cause que j'ai écrit cet ouvrage et c'est à eux que je le dédie.

Dr Gérard.

CONSULTATIONS

Au Cabinet du Docteur GÉRARD

30, Rue Drouot, 30

PARIS

Les consultations sont données :

Tous les jours, de 1 heure à 3 heures (dimanche et lundi exceptés).

Des visites à domicile sont faites, dans les cas urgents.

Le prix de ces visites est de 20 fr.

Traitement par Correspondance

QUESTIONNAIRE DE CONSULTATION

1. Age.
2. Tempérament
   - sanguin.
   - bilieux.
   - lymphatique.
   - nerveux.
3. Y a-t-il des hernies dans la famille.
4. Age de la hernie.
5. Sa situation
   - à droite.
   - ou à gauche.
6. Son espèce
   - inguinale (dans l'aine).
   - scrotale (descendre dans les bourses).
   - crurale (à la partie supérieure de la cuisse).
   - ombilicale (au nombril).
7. Son volume : de la grosseur d'une noix, d'un œuf, d'une pomme ou du poing.
8. La hernie rentre-t-elle ou non.
9. Donne-t-elle en rentrant le bruit du gargouillement.
10. Est-elle bien maintenue par un bandage.
11. Produit-elle
    - des tiraillements d'estomac.
    - des dérangements de la digestion.
    - de la diarrhée.
    - des vomissements.
    - des coliques.
    - des douleurs.

12. Y a-t-il de la constipation.

13. Spécifier si le bandage est pour homme ou pour femme.

14. Pour les mesures du bandage, prendre avec un mètre en toile le tour de la taille un peu au-dessous des os des hanches et au niveau du bas ventre.

15. Pour les hernies ombilicales (au nombril), décrire la tumeur et indiquer la circonférence du corps à ce niveau.

16. Enfin, indiquer la profession du malade afin que nous puissions juger des efforts auxquels il est soumis et s'il lui faut un bandage à ressort fort, moyen ou faible.

Pour plus de facilité, nos Lecteurs trouveront ci-joint, sur feuilles détachées, la reproduction exacte du questionnaire ci-dessus ; ils n'auront qu'à inscrire la réponse en regard de chaque question sur l'une de ces feuilles et à nous l'envoyer.

CONDITIONS ET DURÉE DU TRAITEMENT

La durée moyenne du traitement de la hernie est de six semaines à deux mois ; c'est le temps reconnu suffisant dans la plupart des cas pour obtenir la guérison ; mais il est évident qu'il faut tenir compte de l'âge du malade, de l'ancienneté de la hernie et de sa nature.

Le prix de mon traitement de la hernie est (consultation et médicaments compris) de 30 francs, le bandage se payant nécessairement à part et aux conditions fixées à la page 106.

Les malades peuvent, à leur choix, joindre un mandat-poste à leur demande de traitement ou se le faire adresser contre remboursement; dans ce dernier cas, ils ont à payer les frais supplémentaires qu'entraîne ce mode de paiement.

Toutes les lettres, avec ou sans valeur, doivent être adressées à M. le *Docteur GERARD*, rue Drouot, 30, Paris.

LA HERNIE

Qu'est-ce qu'une hernie?

On appelle communément *hernie*, la sortie des viscères du bas ventre, et principalement des intestins, à travers les ouvertures naturelles ou artificielles de l'abdomen, dont viscères ou intestins soulèvent les parois pour former au dehors une saillie plus ou moins visible. Nous disons plus ou moins visible, car il faut souvent l'œil exercé d'un spécialiste pour découvrir certaines hernies, les *pointes* de hernie comme on les nomme, hernies qui à peine apparentes peuvent cependant provoquer dans la santé générale, les plus graves désordres.

Mode de production des hernies.

La hernie se produit si aisément que, loin de s'étonner de sa fréquence, on doit plutôt trouver singulier que nous ne soyons pas tous, sans exception, porteurs de hernie. Il faut considérer, en effet, que la grande cavité du ventre contient un très grand nombre d'organes ou viscères : l'estomac, le foie, la rate, le pancréas, la vessie, les intestins, la matrice et ses annexes chez la femme, que tous ces viscères sont attachés à des parois mobiles, par des liens celluleux, extensibles, que la plupart de ces organes abdominaux sont doués d'un mouvement d'extension propre et de la faculté de changer de volume, donc de place, soit de façon ordinaire, soit par suite d'accidents ou de maladies.

Ainsi l'estomac, à la suite de chaque repas, devient plus volumineux. De plus, il se contracte et se dilate alternativement pendant le travail digestif ; il en est de même pour les intestins ; le foie se dilate dans toutes ses congestions, la rate se gonfle dans les périodes de fièvre, la vessie s'agrandit plusieurs fois par jour sous la pression du liquide qu'elle renferme. Dans la grossesse, la matrice tient une place prépondérante dans l'abdomen et repousse tous les autres viscères, etc.

Enfin, dernière et importante condition de formation des hernies, les parois du ventre sont constituées presque en totalité par des parties molles, très extensibles et percées d'un grand nombre d'ouvertures, de *trous*, dans lesquels peuvent s'engager et être retenus les viscères abdominaux et tout particulièrement les anses intestinales, si facilement, si souvent mobilisées.

Voilà les causes prédisposantes de la hernie ; elles tiennent à la constitution même de l'abdomen, mais ne suffisent pas pour faire apparaître la hernie dont les causes occasionnelles sont de deux sortes.

1° La cause de la hernie peut se trouver dans tout ce qui est susceptible d'augmenter l'effort, la *poussée* en avant des viscères sur les parois du ventre ;

2° La cause de la hernie peut encore résider

dans le manque de résistance de la paroi ventrale à la tendance à l'extension que possèdent les viscères abdominaux.

Dans le premier cas, augmentation de la poussée en avant des viscères sur les parois ventrales, la hernie, quelle que soit du reste sa nature et le lieu de son apparition, est dite *hernie de force ;* dans le cas contraire, manque de résistance des parois, la hernie est dite *de faiblesse.* Enfin un troisième cas, qui n'est que la combinaison des deux autres, peut se produire, et se produit en effet très fréquemment, il y a en même temps effort et affaiblissement de la résistance : la *hernie est dite alors d'origine mixte.* Les distinctions et cette division des hernies en trois groupes ont surtout de l'importance au point de vue du traitement.

Hernie de force.

Considérons par exemple la hernie de force ; elle apparaît en général chez des personnes robustes, exerçant des professions fatigantes et semble se produire brusquement, à l'occasion d'un effort. Ordinairement cette formation de la hernie est accompagnée de douleurs assez violentes pour forcer le malade à interrompre son travail et à garder le lit.

Au bout d'un temps plus ou moins long, souvent sans qu'il soit fait d'autre traitement que celui qui a pour but de calmer la douleur locale, application de cataplasmes, etc., tout semble rentrer dans l'ordre ; plus de souffrance ; la saillie que formait la hernie a disparu, le malade se croit guéri, mais la guérison n'est qu'apparente; au bout de peu de semaines, quelquefois de jours, sans qu'aucun effort violent intervienne, sous la simple influence du travail quotidien, même de la station debout, la hernie reparaît et s'établit d'une façon définitive et chronique. *Que la personne qui est atteinte brusquement d'une hernie de force, lise et médite donc ceci !*

Quoique ce soit à l'occasion d'un effort violent, que la hernie est apparue pour la première fois, il ne faut pas se figurer cependant qu'un effort isolé soit à lui seul une cause suffisante pour faire naître la maladie. Les personnes chez lesquelles les hernies se produisent à la suite d'un effort sont contraintes, soit par le genre de leurs travaux, soit par une maladie, comme les tousseurs, à faire habituellement des efforts semblables qui, graduellement, ont dilaté les orifices naturels de la paroi abdominale, prédisposant ainsi les sujets à contracter une hernie. L'effort plus violent que l'effort ordinaire ne fait que hâter l'éclosion d'une maladie qui devait se produire fatalement un jour ou l'autre.

Pour guérir la hernie de force, il ne suffit donc pas d'imposer seulement au malade le repos au lit, avec la cessation du travail, il importe encore de ramener à leur état normal les orifices abdominaux dilatés, qui restent des *portes ouvertes*, pour la sortie des anses intestinales. Il faut en résumé, appliquer *un bon bandage*, compris de telle manière, qu'il maintienne la hernie parfaitement réduite, et de plus, soumettre le blessé à mon traitement curatif qui agira sur l'anneau herniaire (trou de sortie de l'anse intestinale) le contractera et le réduira à un si petit calibre qu'aucune anse intestinale ne pourra plus s'échapper désormais par cet orifice rétréci. La guérison est alors durable, le malade peut reprendre son travail, faire des efforts nouveaux, la hernie ne se reproduira jamais, au point ou elle était primitivement apparue.

Hernie de faiblesse.

La hernie de faiblesse est essentiellement différente de la hernie de force, différente comme origine et comme traitement.

Nous avons dit qu'elle prend naissance par suite du manque de résistance de la paroi ventrale et, cependant, par son mode d'apparition, elle peut simuler la hernie de force, c'est-à-dire apparaître brusquement, à la suite d'un effort, même léger, mais assez violent pour vaincre pourtant les dernières résistances d'une paroi ventrale affaiblie. Dans le cas de hernie de faiblesse, il ne s'agit pas de se laisser tromper par les apparences d'apparition brusque, le séjour prolongé au lit ne ferait qu'affaiblir encore le malade. Aussitôt que la douleur provoquée par la sortie de l'anse intestinale s'est calmée, il faut appliquer sans retard le bandage spécial qui doit maintenir la hernie et la médication qui rétrécira le trou par où est sorti l'intestin ; mais le traitement se complique ; il faut agir localement encore sur la paroi abdominale, afin de la rendre plus résistante plus élastique, plus forte ; on y arrive aisément par des massages et des frictions stimulantes avec des préparations spéciales.

Hernie de nature mixte.

Les hernies de nature mixte sont peut-être de toutes les plus fréquentes ; j'ai dit que, complexes dans leur origine, elles exigent pour se produire, à la fois l'effort, la poussée en avant des viscères, quelle que soit la cause de cette poussée, et le manque de résistance des parois ventrales.

Que les malades se le disent, il est peu de hernies exclusivement de force ; presque toujours le spécialiste doit fortifier la paroi ventrale, en augmenter la résistance sous peine de voir une autre hernie succéder à la première, en un point différent de l'abdomen.

D'autre part, dans les hernies de nature mixte, il existe généralement un manque d'équilibre dans le monde viscéral abdominal ; un organe quelconque : foie, estomac, matrice, dilaté, congestionné, malade, troublant l'équilibre abdominale, est la cause cachée d'une poussée viscérale qui est un agent de production de la hernie

Dans les cas de hernie de nature mixte, le traitement a donc pour but :

1° De réduire la hernie et de rétrécir l'anneau herniaire ;

2° De fortifier, de tonifier la paroi ventrale ;

3° De rétablir l'équilibre abdominal, en agissant par une médication interne sur l'organe qui trouble cet équilibre.

Et cette complexité même du traitement des hernies de nature mixte, hernies qui sont, nous le répétons, de beaucoup les plus communes, nous amène à faire remarquer en passant que le traitement des hernies nécessitant le diagnostic et la médication des maladies internes, cachées et difficiles à découvrir et à guérir, ne saurait être confié, comme il l'est malheureusement trop souvent, à un simple bandagiste.

Pour être un spécialiste sérieux pour hernies c'est-à-dire pour les traiter efficacement et les guérir, il faut être un « Docteur en médecine » expérimenté et habile.

Mais il ne suffit pas d'avoir divisé les hernies en trois groupes, il importe encore, pour l'utilité de nos lecteurs, d'indiquer quels genres de personnes et de malades sont plus particulièrement atteints par chacune de ces différentes hernies.

Ceux qui ont des hernies de force.

Ces hernies se produisent chez des gens vigoureux et bien constitués, bien musclés, dont les parois abdominales sont souples, mobiles, non infiltrées de graisse ; ces personnes ont ordinairement des professions pénibles, exigeant de grands efforts des bras et du tronc. Je ne puis énumérer toutes les professions qui prédisposent à cette hernie. Les boulangers, débardeurs, employés de magasin en sont souvent atteints. La hernie de force est assez rare chez les femmes, on la constate cependant chez certaines vigoureuses ménagères, se livrant sans mesure à de fatigants travaux d'intérieur, chez des jeunes gens et même des enfants se livrant avec exagération à des exercices de gymnastique et de sport.

Ceux qui ont des hernies de faiblesse.

Les hernies de faiblesse se rencontrent principalement parmi les personnes à tissus mous, à muscles lâches, chez les lymphatiques, les obèses. Les individus porteurs de hernie de faiblesse ont souvent l'abdomen volumineux, infiltré de graisse, l'accumulation de graisse dans les tissus est en effet, on le sait, très nuisible aux muscles qui s'atrophient par compression, ces ventres à parois graisseuses n'offrant pas une résistance suffisante à la formation des hernies de faiblesse.

Celles-ci apparaissent aussi aisément chez des nouveaux nés chétifs, à ventre volumineux et mou. Ces hernies sont alors soit congénitales, soit contemporaines des premières semaines de l'existence ; mais quoique apparaissant à l'occasion de cris aigus et persistants, elles n'appartiennent pas cependant au groupe des hernies de force.

Les hernies de faiblesse ont encore pour cause fréquente les détériorations accidentelles de la paroi ventrale ; elles se montrent par exemple au niveau d'une plaie cicatrisée, quand la guérison a été lente et quand les tissus de nouvelle formation sont mous et peu résistants.

Les grandes opérations chirurgicales, si en

usage malheureusement aujourd'hui dans les maladies des femmes, opérations nécessitant la large ouverture de l'abdomen, ont comme conséquence ordinaire, et pour ainsi dire fatale, de mettre la paroi ventrale dans un état de résistance insuffisante contre la poussée viscérale, même normale. La hernie de faiblesse qui prend naissance dans ce cas prend le nom spécial *d'éventration*.

Ont encore facilement des hernies de faiblesse tous ceux qui, par leur profession, sont forcés d'adopter comme position habituelle la situation penchée, le buste se repliant plus ou moins sur l'abdomen, de façon que les muscles de cette cavité, trop souvent relâchés et comprimés par la pression du tronc, perdent de leur vigueur et de leur élasticité : ainsi les jardiniers, les employés de bureau, les cyclistes dont la position est vicieuse sur la selle, etc., ont souvent des hernies de faiblesse.

Celles-ci peuvent encore apparaître après une grande maladie, non pas que la hernie ait un rapport quelconque avec la nature de la maladie, mais parce que après un long séjour au lit, une longue période de presque inanition, il se produit un amaigrissement rapide, une fonte des tissus, fonte qui est surtout sensible dans les muscles abdominaux. Ceux-ci, émaciés, sont peu résistants, les ouvertures normales qui criblent la paroi ventrale, agrandies, relâchées laissent facilement passer les anses intestinales; ainsi se forme la hernie dans la convalescence.

Enfin, la hernie de faiblesse est une des conséquences fâcheuses de la grossesse. Les parois du ventre, tendues d'une façon exagérée pendant plusieurs mois, se détendent subitement lors de l'accouchement, et si des précautions, bandages et compression méthodique, massages des muscles, etc., ne sont pas prises pour rendre aux muscles abdominaux leur vigueur et leur élasticité, ceux-ci restent mous, relâchés, s'infiltrent de graisse, et les conditions de formation de la hernie de faiblesse sont toutes réalisées, surtout si les grossesses successives chez la femme, ont été rapprochées les unes des autres.

Ceux qui ont des hernies de nature mixte.

Les hernies de nature mixte, les plus communes, avons-nous dit, compliquent un grand nombre de maladies chroniques des viscères abdominaux, maladies de l'estomac, du foie, de l'intestin, de la matrice, etc.. Qu'un estomac soit dilaté, par exemple, par son augmentation permanente de volume, il gêne l'équilibre viscéral, et réalise une des conditions de formation de la hernie, en augmentant l'effort, la poussée en avant des viscères.

Bien plus, la dilatation, l'augmentation chronique de volume d'un organe malade, fait naître la seconde cause qui provoque l'apparition de la hernie, elle diminue par contre coup la résistance des parois ventrales.

En effet, toute affection chronique, quel que soit son siège, foie, estomac, intestin, matrice, etc., amène des troubles sérieux dans la santé générale. De là, comme conséquence forcée, amaigrissement, fonte, atrophie des muscles, infiltration des tissus par une graisse malsaine, donc diminution de la résistance des muscles abdominaux.

Age. — Hérédité.

Certains auteurs ont donné une grande importance à l'âge et à l'hérédité comme agents d'apparition des hernies. Nous croyons qu'on a fort exagéré l'importance de ces deux facteurs. Les hernies apparaissent toutes les fois que les conditions qui contribuent à les faire naître sont réalisées. On dit d'une façon générale que le vieillard est sujet aux hernies, c'est vrai, mais ce n'est pas seulement à cause de son âge qu'il est atteint de hernie, c'est parce qu'il souffre souvent de maladies chroniques des viscères abdominaux, maladies qui, nous l'avons démontré, font aisément apparaître les hernies de nature mixte. A l'âge adulte, les hernies, si ce n'est les hernies de force, passent pour être assez rares, et cependant, c'est à l'âge adulte, période active de la fonction maternelle, que la femme est le plus souvent frappée par cette infirmité, et les hernies qui se produisent alors sont des hernies de faiblesse, non des hernies de force. Les hernies étaient autrefois presque inconnues chez les adolescents, dont les parois ventrales sont souples, bien musclées, résistantes ; aujourd'hui, les hernies apparaissent assez fréquemment chez les jeunes gens, c'est la conséquence des changements survenus dans l'éducation physique.

Les exercices de gymnastique, quand ils sont faits avec imprudence et sans méthode, exposent à la formation de hernies de force ; le cyclisme, quand la position sur la selle est défectueuse, provoque souvent des hernies de faiblesse.

J'appelle même l'attention des parents sur ce point, l'apparition possible et fréquente des hernies chez les jeunes gens, la nécessité de soigner chez eux une infirmité qui pourra devenir un obstacle invincible à l'entrée dans toute carrière active.

Je rappelle aussi, à ce propos, que la guérison des hernies chez les adolescents est encore plus rapide et bien plus facile que chez les adultes.

Quant à l'hérédité, son influence sur la formation des hernies tend à être regardée comme à peu près nulle. De ce que les hernies sont fréquentes, de ce que plusieurs cas de hernies se présentent dans une même famille, on ne saurait conclure que cette infirmité est héréditaire. Sans doute, on hérite de ses parents de la constitution, de la conformation physique, de la tendance à certaines maladies chroniques, des goûts mêmes et des habitudes, tous éléments qui jouent un rôle important dans l'apparition des hernies, mais on ne saurait aller plus loin et l'hérédité se réduit à un procès de tendance.

J'insiste à dessein sur cette question de l'hérédité ; il est de toute importance que cette hérédité, sorte d'épouvantail pour bien des gens, soit ramenée à sa juste valeur.

Combien en ai-je vu de hernieux, qui refusaient de se soigner, qui supportaient leur infirmité avec une résignation de fatalistes, répétant, toutes les fois qu'on voulait les soumettre à un traitement : mon père avait une hernie, il est mort de son mal, que voulez-vous, je ferai comme lui, la maladie est dans le sang, elle est incurable. Et combien de ces entêtés m'a-t-il fallu guérir de force, presque malgré eux. Que les malades soient donc bien persuadés que la hernie n'est pas héréditaire et que le fût-elle, cette hérédité n'apporte aucun obstacle à une guérison radicale et durable.

Evolution de la hernie.

Un point sur lequel on n'attire pas assez l'attention du public, c'est le mode d'évolution de la hernie : on croit qu'il est toujours facile de reconnaître une hernie parce qu'on se fait de celle-ci un type qu'elle ne réalise généralement qu'après plusieurs années d'existence et que même, parfois, elle ne réalise jamais.

La hernie est donc pour le public une tumeur arrondie, assez volumineuse, rétrécie à sa base, c'est-à-dire sur le trajet de l'ouverture qui lui livre passage et rentrant, en général, sous la pression de la main, ou sous l'influence du passage de la position assise ou debout à la position couchée, dans la cavité abdominale, d'où elle était sortie ; c'est là le type classique de la hernie ancienne, banale, se produisant chez des personnes qui se soignent peu ou mal.

Mais il faut considérer que la hernie peut rester des années, quelquefois toujours, à l'état latent, si peu évidente qu'il faut l'œil exercé d'un spécialiste pour la découvrir. La *pointe* de hernie, cette hernie sournoise qui cause tant de perturbations dans le système digestif, passe aisément inaperçue ; la saillie qu'elle forme est peu marquée, la partie de l'abdomen où elle apparait n'est pas en général accessible à la vue directe du sujet qui la porte. Il n'existe donc aucune raison pour qu'on s'aperçoive qu'on a une hernie. Supposons une femme, par exemple, au ventre un peu volumineux, se servant d'un corset qui refoule et maintient la paroi abdominale et en tous cas cache cette paroi à la vue et à l'exploration, la pointe de hernie passera facilement inaperçue. Cette hernie ne grossira pas, restera à l'état d'ennemi invisible, parce que le corset, enserrant l'abdomen, l'enserrant d'autant plus étroitement que la femme cherche à diminuer par une compression exagérée le volume du ventre, forme une sorte de bandage fort imparfait sans doute, et même dangereux, mais qui cependant s'oppose à la sortie au dehors de l'anse d'intestin herniée.

D'autre part, la femme, dans la classe aisée surtout, ne faisant des efforts musculaires d'aucune sorte, il n'y aura pas poussée viscérale suffisante pour faire saillir d'une façon très visible la hernie en dehors de son anneau herniaire.

En ai-je vu de ces femmes du monde, dont les troubles digestifs étaient multiples, la digestion était douloureuse, le ventre ballonné retentissait de gargouillements, la constipation semblait incurable ; la malade se croyait une maladie d'intestin, d'estomac, le point douloureux abdominal était supposé d'origine névralgique ; la pointe herniaire se perdait dans le ballonnement de l'abdomen. Il me fallait, à moi-même, l'examen le plus attentif pour découvrir la hernie, fauteur de tous ces désordres organiques, et quand, tout heureux, j'annonçais à la malade qu'elle n'avait ni maladie d'estomac, ni lésion intestinale, ni névralgie viscérale, mais qu'elle possédait bel et bien une hernie, ma cliente jetait les hauts cris : une hernie, docteur, vous plaisantez, il n'y a jamais eu de hernie dans ma famille ; une hernie, d'ailleurs, je sais ce que c'est et je me serais aperçue moi-même de son existence. J'en passe, et des meilleures, les dames devenant fort éloquentes pour prouver à moi, et à elles-mêmes, qu'elles n'ont pas de hernie, car, je ne sais pourquoi, la hernie n'a pas bonne réputation au point de vue esthétique ; elle vieillit, puisqu'il est encore de croyance populaire qu'elle est surtout une maladie de la vieillesse, elle passe de plus pour une infirmité d'autant plus contrariante, qu'elle gêne l'élégance. Comment être bien habillée, avoir le ventre effacé suivant la mode actuelle, si l'on est condamnée à perpétuellement porter un volumineux bandage.

Et ce sont des indignations, presque des larmes ; mais, comme au fond, tout malade a le désir ardent de guérir, je fais considérer à ma cliente qu'il est préférable pour elle qu'elle ait une hernie, plutôt qu'une lésion grave de l'intestin ou de l'estomac ; que la hernie, depuis qu'il est certain qu'on la guérit, est une maladie très simple, ne constituant plus, par le fait même de cette guérison, une infirmité incurable, ne gênant plus l'élégance, ou ne la gênant que bien temporairement, puisqu'il nous suffit de faire porter pendant quelques semaines, à nos malades, un bandage léger, à peine apparent, ne rappelant en rien les lourds et grossiers appareils d'autrefois, pour être dispensé dans l'avenir de porter tel bandage que ce soit. Et quand la guérison effectivement obtenue vient ensuite prouver la vérité de mes observations, la malade se trouve enfin forcée d'avouer qu'elle avait en réalité une hernie, et rien qu'une hernie.

Mentionnons encore, en passant, combien passent facilement inaperçues les hernies ombilicales qui sont souvent congétinales et causent, chez les enfants, des troubles excessivement graves, l'intégrité de la nutrition étant, chez les nouveaux nés principalement, un élément primordial, une condition essentielle de développement, même de vie.

Beaucoup de hernies ombilicales ne sont même pas soupçonnées, non pas seulement par la famille, mais aussi par le médecin non spécialiste, qui examine superficiellement un enfant, parce que les hernies sont, surtout chez les enfants, très peu apparentes.

L'intestin est très légèrement pincé par l'anneau ombilical ; c'est souvent la conséquence d'une ligature maladroitement faite du cordon, la saillie formée par la portion d'intestin pincée est à peine visible, l'anneau ombilical est un peu irrégulier, peut être gonflé sur un de ses côtés ; la cupule régulière formée par l'ombilic, quand il n'existe pas de hernie et que le cordon a été lié avec adresse, est remplacée par une saillie, mais une saillie peu marquée. La mère croit à une simple et insignifiante difformité, provenant d'une mauvaise ligature du cordon, et cependant cette presque inapparente hernie ombilicale suffit à provoquer des troubles graves que nous énumérerons dans le chapitre qui va suivre.

Conséquences sociales de la hernie et retentissement de cette maladie sur la santé générale.

Les conséquences de la hernie au point de vue social sont si évidentes qu'elles ont à peine besoin d'être énumérées. La hernie ayant passé jusqu'ici comme incurable, et constituant de plus une maladie très grave, par les complications et les accidents auxquels elle peut donner lieu, tant qu'elle existe, on conçoit qu'elle place celui qui en souffre dans un état d'infériorité notable.

Si le hernieux appartient à la classe ouvrière, toutes les professions manuelles exigeant un exercice musculaire actif ou de simples efforts lui sont rigoureusement défendus. Beaucoup d'ouvriers hernieux sont obligés de quitter l'état qui les faisait vivre, dans lequel ils étaient compétents et habiles, pour embrasser une autre profession moins fatigante ; c'est pour la plupart la gêne, pour d'autres la misère.

Si le hernieux est un adolescent, certaines

écoles et la plupart des services publics lui sont rigoureusement fermés à cause de son infirmité.

Un hernieux veut-il se faire assurer sur la vie, les compagnies refusent son assurance ; il lui est impossible d'être tranquille sur le sort de sa femme et de ses enfants.

Est-ce une femme qui est atteinte d'une hernie, elle souffre dans ce qui lui est plus précieux que la vie, dans sa beauté. Elle perd, avec raison, toute confiance en ses charmes, l'amour physique lui est presque absolument défendu. Rendre secrète son infirmité devient son incessante préoccupation. En dehors du retentissement fatal de la hernie sur sa santé générale, elle souffre dans tout son être de l'amoindrissement de sa beauté plastique ; elle devient irritable, nerveuse et présente souvent des symptômes de neurasthénie, d'hystérie provenant uniquement de la souffrance morale qu'elle éprouve.

Même pour l'homme riche, indépendant, la hernie est une maladie terrible ; elle le prive de tous les exercices dans lesquels s'use, d'ordinaire, l'activité des personnes fortunées. L'équitation, la chasse, tous les sports en général sont défendus au hernieux, la marche même lui devient souvent fatale, il est condamné à une existence de repos qui amène après elle forcément l'ennui et les maladies noires. Les plaisirs de la table peuvent aussi être dangereux ; la réplétion trop grande de l'intestin, sa dilatation sous l'influence d'un repas copieux, pouvant avoir pour conséquence la congestion intestinale, l'inflammation du sac herniaire, l'étranglement et tout le monde sait quelles sont les suites, fatales souvent, de l'étranglement de la hernie.

Quand au retentissement fâcheux de la hernie sur la santé générale, il n'est que trop appréciable ; le système digestif est troublé dans sa totalité, et c'est facile à comprendre : l'intestin est un très long canal, recourbé, replié sur lui-même et dans lequel s'effectue, non seulement la circulation du produit liquide de la digestion, du chyle, destiné à passer plus ou moins directement dans le sang qu'il régénère, mais, encore dans l'intestin s'accomplit la partie la plus importante de l'acte digestif, la digestion même. On va jusqu'à dire, aujourd'hui, que la digestion est presque exclusivement intestinale, que l'estomac n'est qu'un vaste réservoir dont le rôle est presque nul.

La suppression de l'estomac commence à devenir, en chirurgie, une opération très usitée. Dans le cas de cancer, d'ulcère de cet organe, on ouvre aujourd'hui l'abdomen, on supprime tout ou partie de l'estomac ; les aliments absorbés par la bouche tombent alors directement dans l'intestin, sans séjourner dans une poche stomacale qui n'existe plus. Et, cependant, non seulement le malade supporte parfaitement cette opération, mais si l'intestin est sain et en bon état, *non affecté de hernie*, la nutrition se fait bien, la digestion, devenue purement intestinale, s'accomplit à merveille, l'opéré engraisse et ne souffre aucunement de la perte de son estomac.

On incline donc à penser que la digestion des aliments se fait exclusivement dans l'intestin;

mais cet intestin, replié bien des fois sur lui-même, est constitué de telle sorte que la circulation du chyle, pâte blanche, semi liquide, y est lente et difficile même à l'état normal; or, si l'intestin est pincé en un de ces points et forme hernie, on voit les complications qui se produisent fatalement. La circulation du chyle est ralentie, ainsi que celle des détritus alimentaires qui doivent être éliminés aussi rapidement que possible par la partie inférieure du tube intestinal.

Sous l'influence du ralentissement de la circulation intestinale, des fermentations anormales et dangereuses s'accomplissent, les produits de ces fermentations intestinales, produits qui sont des poisons de la plus extrême violence, sont absorbés et introduits dans le sang. Il y a, comme on dit, *auto-intoxication* et cet empoisonnement interne se manifeste par un grand nombre de symptômes. Le hernieux se trouve dans le cas d'un individu qu'on empoisonnerait lentement, en lui donnant chaque jour une dose de poison. Aussi est-il toujours maigre, pâle, son teint a une nuance jaunâtre, bilieuse et plus la hernie est ancienne, plus les phénomènes d'empoisonnement s'exagèrent; la maigreur augmente, la faiblesse s'accentue et la moindre secousse, la plus petite maladie suffit pour le faire mourir. Il devient même souvent phtisique; on sait que la tuberculose attaque très facilement les individus chez lesquels la nutrition est mauvaise et la digestion incomplète.

Une des conséquences inévitables de ces empoisonnements internes provenant d'une mauvaise circulation intestinale, ce sont les troubles que présente le système nerveux. Les hernieux sont toujours irritables, énervés et cet état d'irritation ne provient pas simplement de l'idée qui hante le hernieux qu'il est atteint, non seulement d'une affection incurable, mais encore d'une infirmité honteuse et ridicule, non, cette irritation naît sous l'influence des produits d'intoxication distillés dans l'intestin, absorbés par l'organisme et qui empoisonnent le sang et par suite les nerfs.

Cette irritation peut s'exagérer jusqu'à simuler des troubles mentaux, le hernieux est souvent original, bizarre, insupportable.

Et je n'ai parlé jusqu'ici que des troubles qui se produisent chez le hernieux d'une façon pour ainsi dire insensible, il faut encore mentionner les souffrances que la hernie occasionne et les dangers auxquels elle expose. Chez le hernieux, même quand la hernie est réduite et maintenue par un bandage, la digestion est lente, pénible, douloureuse, le ventre pendant cette période se ballonne et s'emplit de gargouillements, la constipation inévitable, incurable, tant que la hernie n'est pas guérie, alterne avec des débâcles, des diarrhées abondantes, fatigantes et pénibles.

Enfin, les hernies sont des maladies graves ; elles constituent un danger de mort permanent ; leur ancienneté et leur irréductibilité augmentent encore le danger, qui est d'autant plus grand que le sujet est plus âgé et plus faible. Le hernieux porte toujours suspendue sur sa tête cette épée de Damoclès : l'étranglement possible. Une chute sur le ventre, un choc sur la hernie, une compression longue, opérée sur le sac herniaire, par un bandage qui se déplace, par un vêtement trop serré, par le séjour dans une foule compacte, un repas copieux, un effort, un peu trop d'emportement dans l'accomplissement des fonctions les plus naturelles, voilà qui suffit pour produire l'inflammation de la hernie et l'inflammation mène à l'étranglement.

On sait qu'une péritonite mortelle est la suite ordinaire de l'étranglement et que l'opération chirurgicale, usitée dans ce cas, est une opération *in extremis* qui ne suffit pas en général pour sauver le malade.

Hernieux ! on ne saurait trop vous le répéter, voilà la marche que suit fatalement la maladie dont vous souffrez, *dont vous pouvez guérir*, si vous sortez de votre indifférence, de votre résignation coupable.

Aussitôt que la portion d'intestin qui forme la hernie est sortie du ventre, elle aspire à s'épanouir au dehors parce qu'elle y est moins gênée que dans le trajet de l'ouverture qui lui a livré passsage, et la tumeur qui résulte de cet épanouissement, rétrécie au niveau de cette ouverture, plus large au delà, tend sans cesse à augmenter de volume. L'intestin qui forme la hernie devient le siège d'une irritation permanente, qui résulte de la gêne que le contour de l'ouverture de passage apporte à la circulation (les parois intestinales sont très riches en vaisseaux sanguins) ; ces parois irritées s'épaississent, il s'établit des adhérences entre les parois en contact et le sac herniaire, la hernie, devient irréductible; alors, il arrive que les organes qui la forment ne peuvent plus même être contenus dans la cavité ventrale, qu'ils ont abandonnée, et dans laquelle ils ont pour ainsi dire perdu *droit de domicile*, soit parce que l'ouverture qui leur a livré passage s'est rétrécie progressivement et est devenue trop étroite pour leur permettre le retour en arrière, soit parce que les organes restés dans l'abdomen ont pris un accroissement qui a comblé le vide d'abord existant, soit, enfin, parce que le sac herniaire et son contenu ont acquis eux-mêmes un volume trop considérable. Dans tous ces cas, la réduction brusque de la hernie n'est pas possible, parce qu'elle est bientôt suivie d'accidents graves, occasionnés par la compression qu'éprouvent ou que font éprouver aux autres organes les parties réduites. Or la hernie non réduite ou imparfaitement réduite, expose à chaque instant aux accidents terribles que l'on sait : inflammation, engouement, étranglement.

Hernieux, puisqu'il existe maintenant un spécialiste, docteur en médecine, guérissant la hernie ; guérissant la hernie sans opération sanglante, sans souffrance, sans danger, la guérissant d'une façon certaine, quelle que soit l'ancienneté du mal et le volume de la tumeur, la guérissant enfin d'une façon durable et définitive, vous devez à vous-même, vous devez à vos familles d'user de son traitement, afin de sortir de l'état d'infériorité où votre infirmité vous place et de devenir un membre actif, utile, normal pour la société.

Les différentes espèces de hernies.

Il existe un grand nombre d'espèces de hernies ; on classe ordinairement ces tumeurs d'après la nature des organes qu'elles renferment et d'après la position qu'elles occupent sur la superficie de l'abdomen. Ces classifications ont de l'importance au point de vue médical et surtout au point de vue chirurgical; mais si ces classifications sont utiles ou indispensables au chirurgien, elles deviennent sans intérêt pour le public, puisque dans la pratique, on ne connaît guère que trois sortes de hernies : la hernie inguinale,la hernie crurale, la hernie ombilicale ;les hernies d'autre nature ne se produisant qu'à l'état de grande exception. C'est donc seulement ces trois genres de hernies : inguinale crurale, ombilicale que nous étudierons ici avec quelque détail.

Hernie inguinale.

La hernie inguinale, assez rare chez la femme, est de beaucoup la plus fréquente chez l'homme ; elle est souvent congénitale chez le petit garçon et gêne alors considérablement l'évolution sexuelle.

Chez l'adulte,elle est particulièrement redoutable ; elle trouble peut-être moins que d'autres hernies la nutrition et la digestion, mais elle constitue une infirmité très grande, en ce sens qu'elle rend particulièrement difficile, dangereuse,même impossible,l'accomplissement des fonctions sexuelles, accomplissement auquel l'homme attache une si grande importance.

L'homme atteint d'une hernie inguinale est une sorte de paria pour la société.

Quand à la femme, la hernie inguinale, rare chez elle, il est vrai, provoque dans ses organes sexuels une difformité tellement choquante que l'amour physique lui est absolument interdit.

Voici quels sont les symptômes de cette hernie. Assez longtemps, elle consiste en une tumeur, plus ou moins volumineuse, située dans le pli de l'aine : cette tumeur est indolente, pouvant être pincée, soulevée ; elle est allongée, mobile à sa pointe, immobile à sa base, plus ou moins facilement réductible, augmentant sous l'influence des efforts et de la toux.

C'est le premier stade de l'évolution; mais bientôt la tumeur grossit, suit le cordon et descend jusque dans le scrotum (bourses) où elle produit une déformation très évidente.

La situation de cette hernie l'expose aux chocs, aux compressions, aux frottements, donc à l'étranglement : en effet, l'anse intestinale, contenant souvent des matières fécales, si, par suite d'inflammation, la circulation de ces matières est interrompue, les accidents les plus graves surviennent rapidement et l'intervention chirurgicale, quelque prompte qu'elle soit, est souvent trop tardive pour éviter la péritonite et sauver la vie du malade.

La hernie inguinale est souvent double.

Chez la femme la hernie inguinale peut descendre jusque dans la vulve, ou dans les grandes lèvres, partie où elle est également fort exposée à toutes les causes d'inflammation et d'étranglement.

La hernie inguinale à son début passe parfois inaperçue, ou est confondue avec d'autres maladies. Elle passe inaperçue parce qu'elle est souvent oblique, très peu saillante, disparaissant par la positon horizontale.

Elle est méconnue, parce qu'on peut la confondre avec les varices, communes en cette région (varicocèle), avec une tumeur liquide, fréquente aussi (hydrocèle), avec le gonflement indolent des ganglions lymphatiques, glandes existant en grand nombre dans l'aine et se gonflant aisément.

On peut croire, chez les enfants, et les adultes à une dégénérescence du cordon, ou à un testicule arrêté dans l'anneau inguinal et non descendu dans les bourses. Chez un vieillard, on peut penser à une tumeur maligne, maladie assez commune de l'appareil sexuel.

Nous engageons nos lecteurs à traiter sérieusement les petites grosseurs qui se montrent aux plis de l'aine, à se faire examiner par un spécialiste pour savoir à quoi s'en tenir sur la nature de ces grosseurs et si elles sont reconnues comme hernies, à se soumettre immédiatement à notre traitement curatif, traitement qui réussit d'autant plus vite que la hernie est moins ancienne.

Les conséquences de la hernie inguinale sont si graves, ces hernies sont si communes, qu'on ne saurait trop appeler l'attention sur le sujet.

Hernie crurale.

La hernie crurale n'atteint jamais les proportions énormes de la hernie inguinale ; elle constitue moins que celle-ci une infirmité, mais elle n'en est pas moins redoutable.

Les symptômes évidents sont peu marqués, la hernie crurale consistant seulement en une petite tumeur globuleuse, placée à la partie supérieure de la cuisse, au-dessous du pli de l'aine, tumeur oblique, située assez profondément et moins circonscrite, moins nette dans ses contours, chez l'homme que chez la femme.

Au début, les phénomènes sont si peu marqués que le malade croit avoir tout autre chose qu'une hernie : c'est un simple gonflement, mal défini de l'aine, un peu de sensibilité au toucher, une saillie douloureuse formée par le glanglion lymphatique, la glande située dans la gaine des vaisseaux sanguins de la cuisse, une douleur plus ou moins violente, plus ou moins permanente dans la jambe correspondante, douleur qui augmente dans les mouvements d'extension du membre ; celui-ci présente quelquefois une enflure généralisée, mais, par cela même, peu évidente.

Quelle est la personne qui, n'étant pas médecin, croirait d'après ces symptômes à l'apparition d'une hernie ? Les rhumatisants rapportent tous les phénomènes, gêne du mouvement, enflure, difficulté d'extension de la jambe, à leur rhumatisme ; les personnes qui ont des varices mettent sur le compte des dilatations veineuses, enflure et douleur. Chez les sujets jeunes, lymphatiques, on songe à une inflammation de ganglion, à un abcès froid, lésions très communes dans la région de l'aine, et la hernie passe donc inaperçue; cependant la hernie crurale, malgré son apparente bénignité, expose à de très grands dangers, l'étranglement de ce genre de hernie étant chose très fréquente.

En effet, de par la région même en laquelle elle réside, cette hernie est difficilemnt maintenue par un bandage et devient vite irréductible ; l'anneau par lequel elle passe est entouré de tissus résistants et solides, ce qui favorise le rétrécissement de cet anneau, augmentant les chances d'étranglement. Enfin, l'opération que cet étranglement nécessite est particulièrement dangereuse, étant donnée la multiplicité des vaisseaux et des nerfs qui passent dans cette région de l'aine.

De plus, si la hernie crurale ne déforme pas les parties sexuelles, comme la hernie inguinale, elle gêne les mouvements, rend difficile la marche, prédispose à la sédentarité et l'on sait que la sédentarité amène presque fatalement l'obésité, cet ennemi terrible de la beauté féminine.

Hernie ombilicale.

La hernie ombilicale a pour siège le nombril, ou les environs du nombril.

On sait que le nombril est la cicatrice du cordon qui attache la mère à l'enfant pendant la grossesse ; ce cordon est coupé et lié après l'accouchement.

Cette ligature peut être mal faite ; si l'on tire trop fortement le cordon avant de le lier, il peut arriver qu'on pince dans le lien compresseur, en même temps que les vaisseaux sanguins, qui forment le cordon, une petite portion, soit de l'enveloppe de l'intestin, le péritoine ou épiploon, soit de l'intestin lui-même. Souvent aussi, le cordon a été bien lié, aucune partie de l'épiploon ou de l'intestin n'a été pincé dans la ligature, et cependant l'ombilic devient le siège d'une hernie.

En effet, le cordon, quand il tombe peu de temps après qu'il a été lié, laisse à la place qu'il occupait une cicatrice qui reste quelques semaines molle et peu résistante ; si l'enfant, pendant cette période de solidification de la cicatrice, tousse, a des coliques, et pousse des cris violents, sous l'action de l'effort provoqué par ces cris, où la toux, l'intestin est poussé en dehors, et jaillit à l'endroit de l'abdomen qui offre le moins de résistance, c'est-à-dire au point de cette cicatrice encore mal consolidée.

Cette hernie ombilicale est donc spéciale à l'enfance ; elle est peu volumineuse, quand elle provient du pincement de l'épiploon ou de l'intestin, par la ligature du cordon ; quand elle se produit à la suite d'efforts ou de cris, elle est plus apparente et plus volumineuse, mais elle offre une certaine régularité de contour, qu'on ne retrouve pas dans la hernie ombilicale de l'adulte ; chez celui-ci, elle est irrégulière et oblongue, elle est circulaire chez l'enfant.

La hernie ombilicale de l'enfance est plus

fréquente, dit-on, chez les garçons, que chez les filles, l'enfant mâle ayant plus de tendance à l'impatience et poussant aisément des cris aigus ; la hernie ombilicale est plus commune, au contraire, chez la femme que chez l'homme, parce que les grossesses et surtout les grossesses fréquentes, en favorisent l'apparition.

Parmi les causes qui peuvent provoquer la hernie ombilicale chez l'adulte, citons encore l'amaigrissement rapide, tel que celui qui se produit après une maladie grave ; le ventre, débarrassé brusquement de la couche graisseuse, qui en doublait les parois, devient flasque, mou, et se laisse vaincre à l'endroit où la résistance est moindre, c'est-à-dire à l'anneau ombilical, qui reste souvent une cicatrice irrégulière et peu solide.

Dans le cas d'ascite, d'hydropisie, la hernie se produit, par le même mécanisme que la hernie de grossesse. La hernie ombilicale, outre les troubles sérieux qu'elle apporte dans la santé générale, c'est, en effet, la partie supérieure de l'intestin, c'est-à-dire la partie la plus active, au point de vue de la digestion, qui est emprisonnée dans la hernie ombilicale, cette hernie, constitue, par elle-même, une triste et gênante infirmité. Elle est difficile à contenir par un bandage ; elle est exposée par sa position même aux chocs, compression par le corset, contusions, frottements par le contact des vêtements ; la peau qui la recouvre est très mince, la hernie n'étant revêtue que par le lambeau cutané circulaire compris dans l'intérieur de l'anneau ombilical ; aussi cette peau amincie, distendue à l'excès, quand la hernie est volumineuse ou qu'il se produit un effort, par suite de toux, vomissement, etc., se fendille, se crevasse, s'ulcère, forme plaie, et les accidents les plus graves, une péritonite mortelle même, peut aisément survenir.

Toute hernie ombilicale, soit de l'enfant, soit de l'adulte, doit être sévèrement traitée ; c'est pour elle surtout que le simple bandage est inutile, et même nuisible, par les frottements qu'il provoque. La cure radicale, faite par notre méthode, sans opération sanglante, est ici tout particulièrement applicable.

Le sexe et l'âge au point de vue de la hernie.

Les troubles apportés par la hernie aux fonctions digestives sont à peu près identiques chez tous les individus ; cependant les accidents peuvent devenir plus ou moins graves, suivant le sexe et l'âge du hernieux.

La hernie inguinale, par exemple, produit chez l'homme, de par sa conformation physique, certains accidents spéciaux. Non seulement elle gêne considérablement l'accomplissement des fonctions sexuelles, mais elle peut provoquer l'atrophie ou des lésions des testicules. Cependant, d'une façon générale, on peut affirmer que chez la femme, l'enfant, le vieillard, la hernie présente des complications qui ne se produisent pas chez l'adulte homme.

La hernie chez la femme.

Quelles sont, dira-t-on, les complications qui peuvent rendre la hernie particulièrement désastreuse pour la femme. Il semble, tout d'abord, que la femme se livrant moins que l'homme aux travaux durs et fatigants, la hernie constitue chez elle une infirmité moins gênante. Il n'en est rien et les conditions qui aggravent la hernie tiennent d'une part à la manière de vivre et de se vêtir de la femme, de l'autre à sa conformation, à son tempérament, à ses fonctions maternelles.

La femme est condamnée par nos habitudes sociales, à la sédentarité ; les soins du ménage, la surveillance de l'intérieur et des enfants rendent cette sédentarité presque obligatoire pour beaucoup d'elles, mais qui dit sédentarité dit obésité. La femme de bonne heure engraisse, le ventre grossit, souvent démesurément, les muscles de cette partie du corps s'atrophient, toutes conditions qui favorisent l'apparition et l'aggravation de la hernie.

La femme est vêtue d'une façon peu hygiénique, le corset surtout qui refoule les intestins et jette en avant toute la masse intestinale, est un facteur important de hernie, d'autant plus que ce corset provoque par sa compression incessante l'atrophie des muscles abdominaux, donc diminue la résistance de ces muscles ; on sait que le peu de résistance des muscles du ventre est un des éléments de la production des hernies.

Enfin, beaucoup de femmes ayant des hernies ombilicales s'obstinent à porter un corset qui peut faire naître chez elles, par la compression, le frottement qu'il provoque, des plaies ou des péritonites mortelles.

De plus, la femme étant sujette, plus que l'homme, à la constipation, et la hernie prédisposant déjà à cette infirmité, la circulation des matières fécales devient absolument imparfaite chez les hernieuses et les complications les plus sérieuses s'en suivent.

Mais ce qui rend surtout la hernie fâcheuse pour la femme, ce sont ses fonctions maternelles, la grossesse et l'accouchement. La distension du ventre par la grossesse, les efforts de l'accouchement peuvent faire apparaître des hernies chez des femmes qui en étaient parfaitement indemnes, à plus forte raison, grossesse et accouchements deviennent excessivement dangereux pour des hernieuses.

On sait combien les hernies ombilicales sont communes dans l'enfance, on n'y fait pas trop attention chez le nouveau-né. Celui-ci en effet faisant peu de mouvement et d'efforts, la hernie ne grossit guère ; plus tard l'enfant grandit, marche, court, la hernie devient volumineuse, les parents s'inquiètent et imposent à l'enfant le port d'un bandage.

Mais, nous l'avons dit, un bandage est très difficile à maintenir sur la hernie ombilicale, l'appareil gêne l'enfant, qui le supprime souvent en cachette, et voilà la hernie bien établie.

L'enfant devient jeune fille, l'amour-propre, le désir de plaire s'en mêlant, le bandage est rigoureusement porté. C'est alors qu'on commence à s'apercevoir combien une hernie trouble la vie sociale de l'individu qui en est porteur. Le médecin, s'il est consulté, défend la danse et les exercices violents à la jeune hernieuse.

Enfin, la question plus grave du mariage se pose bientôt. Un bon parti se présente, faut-il avouer au jeune homme l'infirmité de sa future épouse. Si la hernie était incurable, en conscience on le devrait ; la hernie constitue une tare assez grave pour qu'il soit honnête de la dénoncer ; elle nuit à la beauté physique, elle retire à la femme de son prestige, de sa poésie. Si, l'habitude étan t donnée, l'homme subit encore sans trop de peine, dans le deshabillage féminin, la présence de l'appareil-corset, *l'appareil-bandage* ne jouit pas de la même tolérance.

La hernie n'est pas seulement une tare physique, elle constitue un danger sérieux ; la grossesse, l'accouchement surtout, comme nous l'avons déjà dit, sont compliqués par la présence d'une hernie ombilicale, inguinale ou crurale et mort peut s'en suivre.

Tout bien considéré, il faudrait avertir le jeune homme de l'infirmité de sa future. C'est alors souvent la rupture du mariage projeté. Heureusement qu'il est un moyen terme. Je suis souvent consulté à cet effet : un mariage est désiré, la mère de la future me dit : ma fille est hernieuse, peut-elle se marier sans danger pour elle-même et faut-il avouer au jeune homme la tare de mon enfant ?

Ma réponse est invariable. *Non*, dans son état actuel, votre fille ne peut courir sans danger les risques probables du mariage : la grossesse et l'accouchement ; *oui*, si vous laissiez persister la hernie, il faut en avouer l'existence ; mais vous avez un moyen bien simple d'éviter et le danger et l'aveu, soumettez mademoiselle à mon traitement curatif qui la débarrasse à tout jamais de sa hernie et plus de hernie, plus de danger, plus d'aveu.

Je suis tellement sûr de l'efficacité de ma méthode, mon traitement est si simple et peut être suivi si bien en secret, sans que rien ne le révèle, qu'il suffira d'éloigner sous un prétexte quelconque le mariage de deux, trois mois au maximun, suivant l'importance et l'ancienneté de la hernie et mademoiselle se présentera, j'en réponds, parfaitement guérie à l'échéance.

Le conseil est toujours suivi et il n'y a jamais lieu de s'en repentir.

La hernie chez l'enfant.

La hernie chez l'enfant est congénitale ou acquise ; comme genre, elle est ombilicale ou inguinale, la hernie crurale est exceptionnelle dans l'enfance.

Hernies congénitales. — Elles sont inguinales ou ombilicales, mais bien plus souvent inguinales, au moins chez les enfants mâles.

Le mécanisme de la hernie inguinale est assez simple. Vers le septième mois de la grossesse, le sexe s'accentuant, le testicule glisse pour descendre dans les bourses, en passant dans l'anneau inguinal. Si un fragment d'intestin accompagne le testicule dans sa descente et passe avec lui par l'anneau inguinal, la hernie est constituée ; l'anse d'intestin, en s'engageant par l'anneau inguinal, peut même arrêter complètement la chute du testicule dans les bourses, le testicule s'arrêtant alors soit dans l'abdomen, soit dans le voisinage de l'anneau.

A l'état ordinaire, cette évolution de l'intestin n'est pas à craindre, parce que l'intestin de l'enfant ne fonctionnant pas pendant la grossesse, puisque la nutrition s'opère directement par le sang de la mère, cet intestin toujours vide, est aplati et immobile.

Mais un brusque mouvement de la mère, une chute sur l'abdomen pendant la grossesse, un effort de la femme enceinte, peut donner artificiellement le mouvement à l'intestin de l'enfant ; l'anse intestinale s'engage, comme nous l'avons dit, dans l'anneau inguinal et la hernie est constituée.

La formation de la hernie ombilicale est un peu différente comme mécanisme Dans les premiers mois de la grossesse, la communication de la mère et de l'enfant est beaucoup plus intime que dans les derniers mois, où cette communication ne se fait plus que par l'intermédiaire du cordon. D'abord les vaisseaux ombilicaux qui partent du placenta se ramifient dans une vaste membrane, sorte d'entonnoir, où sont renfermés les intestins. Peu à peu, ce ventre grand ouvert de l'enfant se referme, l'entonnoir se resserre, repoussant la masse intestinale en arrière, comme une bourse ou un sac dont on serre les cordons, et les vaisseaux ombilicaux s'accolent alors pour former le canal ombilical.

Ceci est l'état normal ; mais, si pendant la grossesse, l'évolution n'a pas été régulière, l'enfant peut être plus ou moins malade dans le sein de la mère, guérir plus ou moins parfaitement ou mourir. L'intestin a pu s'enflammer et contracter en un point des adhérences avec les vaisseaux ombilicaux. L'inflammation se calme, mais l'adhérence persiste, et dans ce cas les vaisseaux ombilicaux entraînent avec eux, en avant et en dehors de l'abdomen, la partie d'intestin qui avait contracté avec eux d'intimes adhérences.

Hernies acquises. — Les hernies inguinales acquises ont pour origine les cris violents du nouveau-né, les quintes de toux de la bronchite ou de la coqueluche.

Les hernies ombilicales acquises peuvent naître par les mêmes causes, mais souvent aussi de petites hernies ombilicales très peu apparentes proviennent du pincement de l'épiploon ou de l'intestin par la ligature du cordon.

Les hernies de la première enfance, qu'elles soient congénitales ou acquises, guérissent assez facilement, dit-on, et ne provoquent pas l'inquiétude des parents. Cette indifférence est coupable. Ces hernies guérissent au contraire très rarement seules par les simples forces de la nature, comme on le croit. Aussi le port de mon bandage spécial et l'emploi de mon traitement curatif deviennent-ils absolument nécessaires.

En outre, le retentissement de ces hernies de la première enfance, qu'elles soient congénitales ou acquises, sur la nutrition et le développement ultérieur, est si fâcheux, que nous ne saurions trop engager les parents à traiter les hernies congénitales dès les premières semaines de l'existence.

Bien plus, quand l'enfant présente des troubles de la digestion, que rien ne saurait expliquer, il serait bon de le présenter à l'examen d'un spécialiste, car la présence de hernies ombilicales, souvent peu apparentes, passe tout à fait inaperçue.

La hernie chez le vieillard.

Les vieillards ont la triste habitude de se résigner à tous leurs maux, à les considérer comme incurables, à regarder tout traitement comme devenu inutile quand il s'adresse à eux. Un vieillard croit avoir tout dit, quand, après avoir énuméré ses misères physiques, il ajoute en soupirant « c'est la vieillesse, on ne peut pas être et avoir été ».

Résignation de mauvais aloi qui provoque bien des morts prématurées. Il faut qu'on le sache, la vieillesse normale n'est pas une maladie, elle est caractérisée par un affaiblissement général, une usure de tous les organes, mais elle ne comporte pas la souffrance, la lésion de tel ou tel organe et, bien plus encore, elle ne défend pas l'espoir en la réussite de traitements normaux bien suivis.

Si, jusqu'à un certain point, on peut être et avoir été, on peut conserver de la vigueur et reculer les limites de la jeunesse ; mais pour ce faire, il faut se soigner longtemps, les traitements exigeant plus de patience, de longueur de temps dans la vieillesse que dans la jeunesse.

On néglige en général le vieillard, le regardant, à tort, comme une quantité sociale négative, tandis qu'il n'est une quantité négative que justement parce qu'on le met hors d'état d'agir et de produire en le négligeant.

Lui-même, par malheur, n'a plus confiance en lui, en ses forces, et cette confiance qu'il n'a plus, il ne saurait l'inspirer aux autres ; aussi les médecins eux-mêmes, traitent-ils par beaucoup d'indifférence les maladies du vieillard et cette indifférence est d'autant plus coupable que l'organisme du vieillard, organisme qui paraît souvent délabré, présente fréquemment une résistance véritablement incroyable. Il y a une force acquise de vie, qui fait vivre, malgré les infirmités et les souffrances : tel un vieux mur lézardé, une maison qui semble tomber en ruine, supportent mieux les secousses et les intempéries que le mur à peine achevé et la maison neuve.

Ce sont surtout les vieux hernieux que je voudrais persuader de la nécessité de se soigner et de la possibilité surtout de guérir leurs hernies d'une façon radicale.

Je suis heureux de le dire, et il me serait facile de le prouver par des attestations écrites, j'ai guéri des hernieux de 60, 70 et 75 ans, je ne dirai pas aussi facilement que j'aurais guéri de jeunes enfants ou des adolescents, mais d'une façon aussi complète, aussi durable.

Il n'y a pas à se faire d'illusions à ce sujet,

la guérison de la hernie demande chez le vieillard une certaine patience. Considérons, en effet, que chez lui la vitalité des tissus, vitalité à laquelle nous faisons appel pour obtenir la guérison, est moins grande que chez les personnes jeunes ; d'autre part, que certaines maladies intercurrentes, la bronchite par exemple, les vieux hernieux étant presque toujours de vieux tousseurs, gênent par les efforts qu'elles provoquent notre traitement curatif. Mais considérons aussi quel intérêt il y a pour le vieillard de guérir sa hernie.

La hernie devient rapidement chez le vieillard volumineuse et irréductible. Supposons une pointe de hernie apparaissant sur l'abdomen ou dans l'aine d'un homme âgé ; cette pointe de hernie qui, dans la jeunesse, persiste pendant des années à l'état de pointe, deviendra chez le vieillard en quelques mois une hernie énorme. Et pourquoi ? c'est que le vieillard est généralement amaigri, les muscles relâchés font la corde, la graisse disparaît, laissant ouvert les interstices qu'elle comblait autrefois. Or, on sait que la couche des muscles abdominaux présente un grand nombre de trous, d'ouvertures qui servent de porte de sortie aux anses intestinales herniées. Ces ouvertures s'agrandissent chez la personne très maigre, c'est ce qui explique l'apparition ou l'aggravation des hernies pour les individus qu'une maladie aiguë a brusquement amaigris : plus l'anneau herniaire est grand, à parois relâchées, plus la hernie se produit aisément et devient rapidement volumineuse.

Or, la hernie volumineuse devient vite irréductible, et la hernie volumineuse et irréductible force à un repos presque complet, la fatigue, la marche même, provoquant des tiraillements douloureux dans la tumeur herniaire. Cependant, le vieillard, plus que l'adulte, a besoin d'un exercice physique qui lui est plus que salutaire, qui est indispensable pour conserver un peu de souplesse à ses articulations, un peu de vitalité à ses muscles ; l'exercice permet en outre au vieillard d'aspirer aux deux biens dont il est toujours pauvre : le sommeil et l'appétit.

Toute hernie volumineuse trouble profondément les fonctions digestives, et le vieillard plus que l'adulte encore doit assurer à sa digestion toute l'intégrité possible. Le trouble de nutrition peut encore se réparer chez l'adulte, il provoque chez le vieillard des désordres irréparables, surtout s'il est continu, comme celui qui est provoqué par la hernie.

Le vieillard hernieux est toujours maigre, d'une maigreur étique ; ses muscles font la corde et à partir du jour où la hernie apparaît chez lui, le vieillissement s'accentue et se précipite, pour ainsi dire, à vue d'œil. La paresse intestinale qui est une des incommodités de la vieillesse s'exagère et devient dangereuse, ce n'est plus de la constipation, c'est de l'obstruction et combien de vieillards hernieux ont été obligés de supporter des opérations dangereuses, des opérations dont ils mouraient à plus ou moins brève échéance, opérations qui ne se rapportaient pas précisément à la hernie, mais qui en étaient la conséquence indirecte, puisqu'elles avaient pour but de faire cesser une obstruction intestinale menaçante, obstruction qui ne se serait jamais produite si la hernie n'avait pas existé.

Le vieillard a donc plus d'intérêt que l'adulte à se débarrasser de sa hernie, parce que la hernie atteint la source même de la vie, la nutrition ; un vieillard dont la nutrition se fait mal est condamné à mourir d'une façon prématurée.

Le bandage ordinaire chez la personne âgée a de plus bien des inconvénients, il fatigue, blesse souvent et enfin, tenant mal, glissant sur les tissus relâchés, sans tonicité, il lui est difficile de maintenir la hernie parfaitement réduite.

La conclusion de tout ceci, c'est que le vieillard, pour éviter les conséquences si graves pour lui de la hernie, doit se hâter de se soumettre, non pas à une opération, car les opérations chirurgicales lui sont le plus souvent funestes, mais à un traitement médical énergique, qui lui permettra de supprimer le bandage par la guérison radicale et définitive de la hernie.

Cette guérison peut-il raisonnablement l'espérer ?... Oui, car notre traitement n'emprunte rien au concours de la nature ; basé sur un astringent qui pénètre la profondeur des tissus, il modifie complètement ces derniers en les rapprochant et en leur rendant toute la résistance nécessaire pour s'opposer victorieusement à la pression intestinale déterminée par les efforts de toute nature.

On ne saurait donc nous opposer que la force de rénovation manque à ces malades, qu'ils n'ont plus la vitalité nécessaire pour refaire une cicatrice solide et résistante, notre médication ayant pour effet d'obtenir :

1° La sécrétion d'un liquide et l'organisation d'un tissu fibro-plastique destiné à boucher l'orifice herniaire ;

2° La transformation de ce bouchon en tissu fibreux résistant, comme le tissu cicatriciel.

Mécanisme de la formation de la hernie.

La hernie étant la maladie la plus répandue, sur 10 personnes il y en a une au moins incommodée d'une hernie, il est bon de donner au moins un mot d'explication sur le mode de formation de la hernie.

Nous avons dit que la paroi du ventre était percée d'un certain nombre d'ouvertures naturelles qui sont les portes de sortie des viscères ou de l'intestin, quand ils s'échappent de l'intérieur de l'abdomen. Il semble que cette sortie des viscères devrait se produire plus facilement qu'elle ne s'opère, mais un léger obstacle s'oppose à cet échappement, c'est le péritoine.

Le péritoine est une membrane mince, lisse, transparente, d'un blanc grisâtre qui tapisse à l'intérieur la cavité abdominale, se prolonge sur la plupart des organes contenus dans cette cavité, les enveloppant en totalité ou en partie et maintenant leurs rapports respectifs, au moyen de nombreux prolongements et de replis ligamenteux. La surface interne de cette membrane est humectée de sérosité, afin de favoriser le glissement des organes abdominaux. Le péritoine est de plus infiltré d'une graisse blanche qui y forme une sorte de réseau et lui donne un peu plus de résistance.

Il est facile de se rendre compte de la texture du péritoine humain par celui des animaux qui est de nature identique. Le péritoine c'est ce qu'on appelle dans le peuple la toile ou la toilette. Malheureusement, ce péritoine ne contient pas à proprement parler les viscères, il ne les renferme pas comme dans un sac fermé, il est jeté pour ainsi dire lâchement sur eux. Imaginez-vous une serviette humide et légère, un voile de gaze posé en formant mille replis, sur des organes toujours en mouvement et tendant à s'échapper sans cesse d'une cavité à peine assez grande pour les contenir. Ce voile de gaze, s'il est un obstacle à la sortie des viscères, n'y oppose qu'une très légère résistance et même, gardien insuffisant, infidède de l'équilibre abdominal, il suit dans sa fuite au dehors le viscère qui fait hernie et plus encore, c'est parfois un repli du péritoine qui s'engage imprudemment lui-même dans une des ouvertures de l'abdomen pour faire issue au dehors.

Mais le plus souvent le péritoine forme seulement à l'organe déplacé une sorte d'enveloppe, de coiffe, qu'on nomme *sac herniaire* ou *péritonéal*, communiquant avec la cavité abdominale par une ouverture qui est l'orifice du sac ; cet orifice répond à l'ouverture de la paroi abdominale par laquelle la hernie s'est échappée du ventre ; la partie rétrécie, comprise entre l'orifice et l'endoit où le sac qui a la forme d'une bourse commence à se dilater, c'est le *col* ou *collet* de la hernie.

Supposons qu'un individu fasse un effort violent, porte un fardeau trop lourd pour lui, tous les muscles de l'abdomen se contractent, pour aider à son effort, et, se contractant, s'abaissent, refoulant, comprimant les organes contenus dans la cavité abdominale ; ces organes comprimés tendent à échapper à la pression, à jaillir au dehors. Supposons encore qu'une des ouvertures de l'abdomen soit naturellement ou accidentellement relâchée, c'est par cette ouverture que s'échappera le viscère, généralement un fragment d'intestin, qui sortira coiffé d'un repli du péritoine.

Mais si le péritoine est utile dans la cavité abdominale en ce qu'il maintient plus ou moins l'équilibre des viscères, en favorise les glissements et permet aux organes contenus dans le ventre de vivre à peu près en bonne intelligence, son rôle est tout autre, quand, sorti de l'abdomen, il passe à l'état de sac herniaire.

En effet, par la tendance naturelle qu'il présente à se souder à lui-même ou aux parties du voisinage sous l'influence de la moindre irritation, il contractera bientôt des adhérences, d'un côté avec la paroi musculaire du ventre, de l'autre avec le viscère hernié; et, supposons que ce viscère soit, par exemple, une anse d'intestin, il provoquera, par les adhérences contractées avec les deux branches de l'anse, l'accolement définitif de ces deux branches. L'intestin perdra alors dans cette partie herniée la mobilité qui est si nécesaire, soit à l'accomplissement de ses fonctions digestivs, soit à la circulation des matières qui sont les détritus de la digestion. Enfin, ces adhérences du péritoine d'une part avec la paroi ventrale, et d'autre part avec le viscère hernié, rendent beaucoup plus difficile la réduction de la hernie et lui constitue une existence définitive.

Complications de la hernie.

On peut affirmer que toutes les complications de la hernie ne sont pas connues ; ce sont les plus brutales, comme l'étranglement, qui ont le plus effrayé le public, mais il en est bien d'autres qui, pour être moins brusques, moins rapidement mortelles que l'étranglement, n'en sont pas moins redoutables.

Nous rangerons donc les complications de la hernie possibles en deux groupes : les complications qui ont rapport à la nutrition générale et celles qui se rapportent à la hernie même.

Les troubles apportés par la hernie à la nutrition générale ont été jusqu'ici imparfaitement étudiés. On en découvre chaque jour de nouveaux. Ainsi, la hernie pourrait provoquer indirectement la neurasthénie et même le diabète. Voici par quel mécanisme :

D'après les travaux les plus récents, on affirme que la neurasthénie n'est pas constitutionnelle, n'est pas une tare de même nature que l'hystérie, c'est un affaiblissement général, provenant d'un trouble dans la nutrition. Un trouble dans la nutrition mène donc à la neurasthénie et la hernie, sans conteste, nuit à la digestion et à la nutrition générale. On avait remarqué depuis lontemps que les hernieux étaient énervés, irritables, mais on attribuait leur nervosité à l'ennui que leur causait leur infirmité. Il faudrait revenir de cette opinion et admettre que la neurasthénie qui complique la hernie est causée uniquement par le ralentissement de nutrition, qui est la conséquence de la hernie.

D'après une toute nouvelle découverte de M. Albert Robin, beaucoup de diabètes proviendraient de désordres dans la fonction du foie. Ces diabètes sont en général assez bénins, mais ils peuvent, avec le temps, s'aggraver et menacer l'existence.

Or les hernies sont en général à droite, à côté du foie ; elles provoquent des tiraillements, des déplacements de cet organe et de la vésicule biliaire, gênent la circulation de la bile et troublent ainsi souvent de façon très marquée les fonctions du foie.

Voici donc la hernie accusée d'être un facteur de l'apparition du diabète.

Nous avons dit plus haut que la constipation opiniâtre était une des complications banales, or on sait quelles sont les suites de la constipation : intoxication interne, obstruction, nécessité d'un régime particulier, etc.

Si des complications indirectes de la hernie, nous passons aux complications directes, se rapportant à la hernie même, nous voyons que celles-ci peuvent être ramenées à trois : l'irréductibilité, l'engouement, l'étranglement.

1° *Irréductibilité* — L'irréductibilité est l'impossibilité de faire rentrer la hernie dans l'abdomen. Cette complication, pour n'avoir pas les allures tapageuses de l'engouement et de l'étranglement, n'en est pas moins une complication redoutable ; elle prépare les deux autres, elle en est le premier stade indispensable.

Une hernie est irréductible quand le péritoine a contracté des adhérences, d'une part avec la paroi ventrale, de l'autre avec l'organe hernié. La tumeur n'a plus, non seulement aucune tendance à rentrer, mais il lui est impossible de rentrer dans l'abdomen. La hernie irréductible tend à grossir constamment, elle devient souvent énorme, contient une grande partie de la masse intestinale. Cet intestin emprisonné ne peut plus remplir d'une façon complète ses fonctions digestives, il n'a plus sa liberté d'allure,. il ne peut se déplier, se dérouler, se contracter librement, il n'a plus ses rapports normaux avec les vaisseaux d'absorption du chyle.

Aussi les désordres causés dans la digestion par la hernie irréductible sont-ils de première importance ; les plus appréciables sont les tiraillements d'estomac, les coliques, les vomissements, la constipation, alternant avec des débâcles diarrhéiques et comme conséquence, l'amaigrissement et la consomption.

La hernie irréductible passait jusqu'ici comme incurable et définitivement établie. On se contentait, par des enveloppes quelconques, de la garantir des compressions et des chocs. Aujourd'hui les notions scientifiques se sont modifiées, le stock des maladies incurables diminue de plus en plus. J'ai guéri pour ma part bien des hernies irréductibles et je puis affirmer en toute conscience: Oui on peut porter remède à cet état de choses, quand le mal n'est pas trop ancien. On rompt les adhérences par de patientes manœuvres de refoulement et des frictions effectuées avec des préparations spéciales, et une fois l'intestin rentré dans le ventre on se trouve dans les conditions ordinaires, avec cette différence, toutefois, que l'anneau présente encore plus de facilité à se fermer sous l'influence de notre médication astringente.

L'irréductibilité, outre les troubles qu'elle provoque et la débilitation générale qu'elle amène à sa suite, a encore pour inconvénient de préparer à l'engouement.

2° *Engouement.* — L'engouement d'une hernie est l'arrêt ou l'accumulation des matières alimentaires et fécales dans l'anse intestinale que contient le sac herniaire. Il survient des coliques des nausées, du hoquet, et, si les mouvements de contraction de l'intestin sont impuissants à ramener à l'état à peu près normal la circulation intestinale et la progression des matières fécales dans le tube digestif, la tumeur s'enflamme et l'étranglement se déclare.

Les hernies irréductibles des vieillards, les hernies même réductibles, mais volumineuses et anciennes, sont excessivement sujettesà l'engouement. Sans doute, les crises d'engouement ne se terminent pas toutes par l'étranglement, mais elles sont douloureuses, inquiétantes et exigent un traitement énergique et prolongé.

3° *Etranglement.* — L'étranglement est l'accident le plus grave ou du moins le plus rapidement grave que puisse présenter la hernie ; c'est le coup de foudre qui se produit, la plupart du temps inattendu, c'est le danger de mort immédiate que l'opération chirurgicale ne suffit généralement pas à conjurer. Aussi l'étranglement mérite-t-il qu'une étude lui soit spécialement consacrée.

La hernie étranglée.

Une hernie,quelle quelle soit, est étranglée quand l'ouverture naturelle ou artificielle qui a donné passage au viscère vient à se resserrer, de façon à comprimer la partie engagée dans cette ouverture. Les signes communs aux hernies étranglées sont : l'irréductibilité, la hernie étranglée résiste à toutes les tentatives de réduction, ou *taxis*, une douleur et sensation de tension vive éprouvée au point de l'étranglement et qui se répand bientôt dans la tumeur et dans tout l'abdomen.

Le malade se sent défaillir et une sueur froide perle sur son front. Se soutenant avec peine, on le conduit à son lit. Bientôt le ventre gonfle et devient sensible au toucher ; les selles sont supprimées, les urines très rares et les vomissements commencent. D'abord alimentaires, ils devienent ensuite bilieux ; plus tard, au bout de vingt-quatre heures, ils ont l'aspect de matières fécales liquides et exhalent une odeur horriblement fétide qui rappelle celle des excréments. En effet, les matières ne pouvant plus passer par en bas, rebroussent chemin et passent par le haut. Le malade, tourmenté par la soif, ne supporte plus ni aliments ni boissons ; il rejette tout. Sa physionomie exprime l'anxiété la plus vive ; pâle, les yeux creusés, les traits tirés, le nez pincé, la peau terne et terreuse, il prend déjà l'aspect du cadavre.

Ces accidents ont une marche plus ou moins rapide, mais la gangrène de l'intestin hernié est imminente et se produit parfois en quelques heures, hâtée par les tentatives souvent brutales ou trop prolongées de réduction.

Une fois la gangrène déclarée, la réduction devient dangereuse, car elle replacerait dans l'abdomen un fragment d'intestin, non seulement incapable de remplir ses fonctions, mais condamné à se rompre, c'est-à-dire à laisser tomber sur le péritoine les matières alimentaires et fécales, les débris gangréneux d'intestin. Au contact de ses matières et de ses débris, le péritoine s'enflamme, une péritonite généralisée se déclare ; toujours mortelle, elle enlève très rapidement le malade. Il faut donc en cas d'étranglement, quand les premières manœuvres de réduction n'ont pas réussi, avoir recours à l'opération chirurgicale. Si cette opération a lieu presque aussitôt que l'étranglement s'est produit, elle consiste simplement en un large débridement, c'est-à-dire en une grande incision de la peau et des autres tissus de la paroi ventrale qui entourent immédiatement la hernie, afin de permettre la libre dilatation des parties herniées. Alors peu à peu la circulation intestinale tend à se rétablir.

Mais il n'en est pas généralement ainsi ; le malade, saisi à l'improviste par l'étranglement, souvent au milieu d'une partie de plaisir, voit le traitement sauveur, c'est-à-dire la réduction habilement faite, retardé par l'impossibilité de trouver un médecin. Ne se rendant pas compte souvent de la gravité du mal, croyant à une crise passagère, il emploie des moyens de soulagement nuisibles plutôt qu'utiles : pose de cataplasmes chauds, qui activent la macération de l'intestin étranglé, tentative de réduction faite brutalement par le malade et son entourage.

Au bout de quelques heures, le mal est irréparable, il faut opérer et non plus seulement débrider, mais ouvrir le ventre et le péritoine, supprimer la partie d'intestin gangrénée ou menacée de gangrène, suturer, c'est-à-dire faire une couture pour réunir les bouts d'intestin coupés. L'opération est très grave et ne réussit que très exceptionnellement.

Il est la plupart du temps impossible de prévenir l'étranglement herniaire, parce qu'il est produit généralement par des causes qui ne sont pas évitables : violents accès de toux, éternuements brusques et répétés, accès de rire, chute, effort, vomissement, etc. D'autre part, aucune hernie, quels que soient son volume, son âge, son siège, n'est à l'abri de l'étranglement. Les hernies de nouvelle formation et surtout les *hernies peu volumineuses*, celles auxquelles les malades, étant donné leur très petit volume, font à peine attention, y sont cependant bien plus prédisposées que les hernies volumineuses et anciennes, considération qui devrait décider les hernieux à ne pas attendre que leur hernie devienne volumineuse pour se débarrasser de cette infirmité et en entreprendre la cure radicale sans opération sanglante.

Il est bon que le hernieux sache que les hernies qui sont apparues brusquement, à la suite d'un effort, s'étranglent bien plus aisément que celles dont l'évolution a été longue et qui se sont formées si lentement, que, bien avant que la tumeur soit visible à l'extérieur, le malade a ressenti à l'endroit où elle devait se former une douleur, une tension, une pression caratéristiques.

Quoiqu'il en soit, toute hernie pouvant s'étrangler, il est bon de faire connaître les moyens qui doivent être employés par le malade, moyens qui lui permettent d'attendre que le médecin arrive et fasse le nécessaire.

Aussitôt qu'un hernieux ressent des coliques, des douleurs de reins, des tiraillements dans le ventre, quand la digestion est manifestement mauvaise, qu'il y a menace de vomissement, que l'endroit où siège la hernie est un peu sensible à la pression, il y a imminence d'engouement et d'étranglement.

Le malade doit alors cesser tout travail, se mettre au lit et retirer le bandage, car le bandage est, hélas ! bien plus que les efforts de quelque nature qu'ils soient, la cause première de l'inflammation ; ces bandages sont si souvent, disons mieux, presque toujours défectueux.

Le hernieux, menacé d'engouement et d'étranglement, essaiera de vider l'intestin, au moyen de petits lavements tièdes, renouvelés jusqu'à effet produit ; il mangera peu et supprimera toute alimentation solide, ne prenant que bouillons, lait, à la rigueur panade bien cuite et liquide. Il prendra de grands bains tièdes, d'une durée d'une demi-heure à trois-quarts d'heure, gardant dans le bain, autant que possible, la position horizontale ; ces bains sont spécialement utiles dans le cas d'engouement des hernies anciennes et volumineuses qui s'enflamment, surtout chez les gens âgés, pour la moindre cause.

Au lit, adopter une position spéciale qui favorise la rentrée de la hernie rebelle dans la cavité abdominale. Couchez-vous la tête basse, le siège étant relevé par plusieurs oreillers et les jambes maintenues dans une position telle qu'elles soient à un niveau plus haut que la tête.

Maintenez localement sur la hernie, quand elle est manifestement douloureuse, des compresses fraîches que vous renouvelez sans cesse, ou mieux, un sac de glace que vous laisserez une demi-heure en place, avant de tenter aucune tentative de réduction. On emploie aujourd'hui pour favoriser cette réduction des applications d'éther. On couvre la hernie d'une couche de ouate, sur laquelle on verse avec précaution de l'éther. Ce corps, en s'évaporant, fait naître localement, sur les tumeurs enflammées, une température très basse, bien inférieure à celle donnée par l'application de la glace et aide, par cette température basse, à calmer l'inflammation qui a pour symptôme principal la chaleur.

Mais dans tous les cas un peu menaçants, il est bon d'appeler un médecin et les moyens que nous conseillons ne sont que d'attente, pour éviter avant son arrivée l'aggravation du mal.

Soins qu'on donne d'ordinaire à la hernie.

Autrefois, les statistiques se rapportant à la hernie accusaient un hernieux sur vingt habitants, on prétend qu'aujourd'hui la proportion des hernieux est beaucoup plus grande ; on en compte, dit-on, un sur dix, il existe trois millions six cent mille hernieux pour toute la France, et deux cent mille pour Paris seulement, ce n'est pas là comme on le voit une quantité négligeable.

Cependant, on est forcé d'avouer que la médication de la hernie n'a fait presque aucun progrès et ce n'est que tout récemment qu'on est arrivé à démontrer que la guérison de la hernie, par des moyens purement médicaux, sans opération sanglante, était non-seulement possible, mais facile.

La chirurgie qui, de nos jours, a étendu son domaine d'une façon exagérée et dangereuse, a voulu faire entrer dans la pratique courante l'opération de la cure radicale de la hernie, opération périlleuse. Il faut ouvrir le ventre, le péritoine, détruire les adhérences s'il en existe et faire rentrer le contenu de la tumeur dans l'abdomen. Non seulement cette opération expose à de graves accidents, le plus commun étant la péritonite, mais encore la manœuvre, comme beaucoup d'opérations chirurgicales, n'obtient qu'un succès apparent. L'opération a réussi, telle est la formule en cours, quand on est pas mort de la blessure opératoire. Accordons plus encore, la hernie semble avoir disparu. L'opéré se lève et s'il ne porte pas de bandage, recommandation de ce port lui est d'ailleurs toujours faite par le chirurgien, au bout de quelques mois, parfois de quelques semaines, la hernie reparait, souvent au même point où elle existait auparavant, sa réapparition étant favorisée par le peu de résistance de la cicatrice. Qu'est-ce donc qu'une cure radicale qui ne dispense pas du bandage et ne préserve pas de la récidive ? J'ai déjà dit dans la préface de cet ouvrage « Au lecteur » ce qu'il faut penser de cette opération.

Donc, l'opération de la cure radicale de la hernie par la méthode sanglante, n'apas donné les résultats qu'on en attendait. C'était du progrès à rebours ; on y a presque renoncé et l'opération de la hernie ne se fait plus que dans le cas de danger immédiat, de péritonite, lors de l'étranglement.

Le traitement de la hernie s'est alors borné à rester simplement palliatif et consiste dans l'application d'un bandage plus ou moins bien confectionné.

On est forcé de l'avouer, l'art du bandagiste est resté dans un état d'infériorité honteuse. Si nous considérons le bandage moderne, nous voyons que sa fabrication courante s'inspire encore, après deux cents ans passés, des idées émises par deux chirurgiens herniaires du XVIIe siècle.

En 1665, Nicolas Lequin publiant un ouvrage « Traité des hernies et descentes », préconise un bandage en acier trempé, se terminant un peu après l'épine dorsale, du côté opposé à la hernie ; une courroie de cuir très fort, faisant le tour du corps maintient le bandage composé des mêmes éléments que le bandage actuel. Onze ans plus tard, Nicolas de Bligny, dans « L'art de guérir les hernies » Paris, 1676, reprend les idées de Lequin, les présente, sans y rien ajouter, d'une façon plus claire ; après eux, ce ne sont plus que des modifications insignifiantes qui viennent rajeunir la fabrication des bandages.

Donc, il faut l'avouer, les bandages sont tous défectueux, parce qu'ils ont tous été fabriqués par des ouvriers, souvent fort habiles, par des théoriciens en mécanique, fort ingénieux, mais n'ayant pas les connaissances médicales, même les connaissances anatomiques suffisantes pour imaginer et construire un bon appareil maintenant véritablement la hernie. Non seulement le bandage est mal fabriqué, est défectueux dans son principe même, mais il est encore mal appliqué, parce qu'il est appliqué par celui même qui le construit et non par le médecin.

Tous les hernieux ont pu remarquer avec quelle indifférence, quel mépris de leur infirmité, ils sont traités par le médecin ou le chirurgien ordinaire, qui n'ont pas fait leur spécialité de la hernie. Le médecin visite le malade, constate, ce qui est assez facile en général et ce que l'intéressé connait lui-même, l'existence de la hernie ; il donne simplement au malade ce renseignement nouveau, le nom de la hernie ; il importe, hélas, peu au patient que la hernie soit inguinale ou crurale, l'essentiel, pour lui, serait de la maintenir et de la guérir.

Il semble que le maintien et la guérison de la hernie ne regardent pas le médecin ; celui-ci, une fois qu'il a diagnostiqué la hernie s'en désintéresse complètement; il semble que ce n'est plus son affaire, le hernieux n'est plus pour lui un malade, c'est un infirme qui doit se résigner à garder toute sa vie une infirmité incurable. Le médecin a, par malheur, l'indifférence la plus coupable pour les malades dits incurables, il ne s'en occupe plus, de ceux-là, qui, bien malgré eux, sont condamnés à ne pas guérir. Il ne réfléchit pas que telle maladie dite longtemps incurable, tout simplement parce qu'on avait négligé de s'en occuper, devient curable le jour où on découvre enfin la médication qui la guérit. Combien de malades sont dans ce cas : incurables hier, curables aujourd'hui. Et la hernie, grâce à Dieu, est aujourd'hui dans ce groupe, elle est curable et très curable.

Mais nous l'avons dit, le médecin non spécialiste auquel le hernieux s'adresse d'ordinaire, vit encore sur la tradition ancienne de l'incurabilité de la hernie. La hernie étant déclarée incurable, il ne s'en occupe plus ; elle est, elle sera toujours. Il croit inutile de toucher, de palper la tumeur, de mesurer son étendue, de reconnaître les points faibles de la paroi ventrale, de chercher un moyen particulier et spécial pour obtenir une réduction certaine, durable, capable d'éviter les compressions, la douleur, etc.

Non, le médecin adresse simplement le malade à son bandagiste ordinaire, celui-ci prend des mesures qui ont l'air minutieuses, mais ne suffisent pas à donner un bon appareil. En effet, le bandagiste n'est en réalité qu'un fabricant, il ne sait pas ce que c'est qu'une hernie, qu'elle est la nature et la composition de la tumeur, il ne connaît pas l'effort représenté par la poussée intestinale et la résistance opposée par la paroi ventrale. Il prend la mesure du bandage, sur le corps du patient, comme il la prendrait sur un mannequin ou un cadavre, il ne comprend pas que ce corps vivant va marcher, se coucher, s'étendre, changer de forme et de volume à chacun de ses mouvements divers, aussi qu'arrive-t-il ? le bandage va à peu près bien, quand le hernieux se trouve dans la position prise au moment de l'essai de ce bandage, mais quand la position change, le bandage gêne, et blesse la plupart du temps et ce bandage est fait sur mesure, construit avec soin ; que sera-ce s'il s'agit de ces bandages de confection, vendus à la grosse, en usage dans les hôpitaux et les maisons de bienfaisance.

La manière dont est donné et appliqué un bandage dans les hôpitaux est vraiment curieuse.

Le hernieux se présente à la visite, il se fait peut-être l'illusion qu'il va être examiné par le professeur. Il n'en n'est rien ; sitôt qu'il a annoncé qu'il avait une hernie, le malade devient pour le médecin une non valeur. D'un ton, d'une indifférence bienveillante, il ajoute alors, moitié par habitude, moitié pour se débarrasser du patient :

Vous voulez un bandage ?

Et sur un signe de l'interne, un externe signe le bon classique pour un bandage.

Le porteur du bon se rend au magasin des bandages ; là, des employés qui ne se donnent certes pas la peine de prendre les mesures nécessaires, à quoi bon, du reste puisque les mesures nécessaires ne correspondraient pas à ces bandages achetés tout confectionnés, lui octroient un bandage, après avoir jaugé d'un regard sa taille et sa corpulence et le client servi se retire enchanté.

Il a son bandage, il l'applique, ça ne va pas, la pelote ne reste pas sur la hernie, ou celle-ci glisse sous la pelote, il retire son bandage, fait rentrer la tumeur, applique de nouveau le bandage ; ça ne va pas davantage, et pour les bandages, pas même l'espoir, comme pour les chaussures qui gênent, que le temps et l'usage intervenant, ça ira et ça se fera enfin. Non, le bandage ne se fait pas, il se défait même, s'il a été bon, avec l'usage et le temps.

Si le bandage est un cadeau de l'hopital, le hernieux doit prendre son parti et garder ce bandage inutile, ou renoncer à le porter. Si le bandage a été acheté chez un bandagiste, le patient retourne chez l'acheteur qui applique lui-même l'appareil, en met un plus fort, change pelote, ressort, tout cela naturellement à prix d'argent, et le malade, qui a voulu éviter la dépense d'une cure radicale et médicale, dépense en bandages et en temps perdu, une somme bien plus forte que celle qu'il aurait dépensée pour obtenir sans souffrance une guérison radicale et définitive.

Sans souffrance, nous insistons sur ce mot, car le bandage cause toujours une souffrance ; souffrance morale, l'inquiétude de sentir le bandage glisser et la tumeur ressortir sous la pelote, souffrance physique et souvent intolérable, causée par les frottements, les chocs, les démangeaisons continuelles provoquées chez certaines personnes prédisposées aux maladies cutanées, par les éruptions diverses qui naissent par l'application seule d'un bandage qui produit toujours une irritation locale de la peau.

L'expérience a dès longtemps prouvé que le bandage seul ne pouvait pas guérir la hernie, et même était impuissant à la contenir longtemps. Combien en ai-je vu, de ces malades, qui, entraînés par la croyance routinière que le traitement de la hernie, traitement purement palliatif, consistait dans le port d'un bandage, avaient souffert, avaient traîné une vie misérable, pleine d'inquiétude, avaient vu leur hernie grossir, devenir irréductible, avaient passé par les crises douloureuses de l'engouement, et venir enfin me trouver, porteurs de grosses hernies adhérentes, à l'anneau élargi, ne pouvant être maintenues et protégées par aucun bandage. Sans doute, ces malades qui venaient à moi en désespoir de cause, après avoir épuisé tous les genres de bandages, essayé le talent de tous les bandagistes, dépensé énormément d'argent, aucune maladie ne coûte plus cher que la hernie qu'on s'obstine à maintenir par des bandages, je les ai renvoyés guéris ; mais cette guérison a été plus longue, plus difficile à obtenir, que s'ils étaient venus me consulter au début de leur maladie, alors que la hernie n'avait pas subi toutes les atteintes meurtrières du bandage.

Médecins et Bandagistes

Dans l'intérêt du malade, nous voulons insister sur ce point : le danger qu'il y a pour le malade à laisser à des ouvriers habiles, j'en conviens, mais ignorants en médecine et en anatomie, la construction d'appareils et de bandages pour hernies. Rien dans les études du bandagiste ne le rapproche du médecin ; pour être bandagiste, on n'exige aucune connaissance spéciale, aucun diplôme et dans la pratique, le bandagiste devient l'aide, que dis-je, le suppléant du médecin, dans le seul traitement qui existe de la maladie la plus répandue qui soit, la *hernie*.

Médecin et bandagiste sont absolument séparés par leurs occupations et leurs études, quand ils devraient être indissolublement unis. Il faudrait que tout bandagiste fut médecin, ou que tout médecin, au moins les spécialistes pour la hernie, fussent bandagistes.

Comment voulez-vous, en effet, qu'un homme qui ne connaît rien de la hernie, que son apparence extérieure, qui ne sait rien des viscères qui sont contenus dans la cavité abdominale, qui ne se doute pas que la pression opérée par ces viscères sur la paroi ventrale, est différente en chacun des points de l'abdomen, que selon la composition interne de la hernie, la poussée à l'extérieur se modifie et qu'il faut lui opposer une résistance à la sortie au dehors, correspondante et égale à la puissance de cette poussée, poussée qui diffère d'ailleurs selon les parties de l'abdomen sur lesquelles elle s'exerce.

Les bandagistes ont si bien compris les dangers que leur fait courir leur inexpérience qu'ils ont aujourd'hui une tendance marquée à supprimer le ressort du bandage et à préconiser l'*appareil élastique*. Est-il besoin de s'élever contre l'insuffisance d'un tel appareil qui se relâche comme une simple bretelle et contre la quiétude trompeuse qu'il procure aux hernieux. Certes, quand sous l'influence de notre traitement astringent, qui a pour effet de fermer peu à peu l'anneau herniaire, une fois qu'une bonne contention a été obtenue par notre appareil à ressort confectionné selon les règles de l'art, certes, disons-nous, la ceinture élastique est utile, d'abord pendant la nuit, puis pendant le jour également, pour ménager une transition nécessaire entre le port du bandage et l'abandon de tout appareil. Aussi est-ce alors seulement que nous prescrivons cet appareil qui nous rend tous les jours, en pareil cas, de grands services.

Un autre motif d'insuccès et d'insécurité pour les bandages herniaires, ce sont les changements dans la longueur des liens et ceintures, changements qui, survenus par l'usure, provoquent des changements dans la puissance.

de la pelote et dans le point d'application de cette puissance. Enfin, les fabricants, qui ne savent ni anatomie, ni physiologie, ne prévoient pas dans la construction des bandages les changements de forme et de longueur du corps, dans les différentes positions, debout, assis, incliné, couché et ne les prévoyant pas, ils n'en sauraient tenir compte.

Il est évident que pour que le bandage soit bien fait, il devrait suivre les variations de volume et de forme de la partie sur laquelle il s'applique, de façon à conserver à la pelote une puissance invariable.

Seul, le médecin qui, comme moi, s'est occupé de la confection des bandages, peut savoir combien est pénible la lutte qu'il faut soutenir contre le fabricant bandagiste pour obtenir de lui qu'il renonce à ses habitudes routinières et qu'il fasse, sous la direction du médecin, des bandages tels que chacun de ces appareils ait une individualité, c'est-à-dire convienne à une personne donnée et ne convienne qu'à elle, s'adapte à son corps, maintienne sa hernie, en exerçant sur le siège de la tumeur une pression égale simplement, ou très peu supérieure à la poussée au dehors exercée sur la paroi ventrale, par le viscère hernié.

Cette question de la pression, une des plus importantes dans la confection du bandage, est complètement négligée par le bandagiste ordinaire ; il donne à toutes ses pelotes une puissance de pression identique. Qu'arrive-t-il ? Cette puissance est trop faible contre certaines hernies qui, alors, ne sont pas maintenues ; cette pression est trop forte, hors de proportion avec la poussée de certaines autres, le bandage fatigue et blesse.

Il est difficile de faire comprendre cette simple notion de pression au bandagiste. Fabricant avant tout, que veut-il ? Unifier le plus possible sa fabrication, afin de la rendre plus économique. Les mesures qu'il prend sont un leurre, car elles n'établissent de différence entre les bandages qu'entre les longueurs des parties qui contournent le corps et quelquefois la forme des pelotes, voilà tout.

Quant à la puissance ou à la souplesse des ressorts, variables avec chaque genre de hernie, il n'en a cure.

Il ne s'occupe pas de l'individu : il y aura, par exemple, tel genre de ressorts pour les bandages attribués aux hernies ombilicales, tel autre genre, pour les bandages de la hernie inguinale, etc., mais là s'arrêtent les préoccupations des bandagistes ; ils ne voient pas qu'il n'y a pas seulement des diversités dans les hernies, mais qu'il y en a surtout dans les hernieux, et qu'il faut considérer chaque malade en particulier, étudier sa conformation, les conditions spéciales dans lesquelles se trouvent sa hernie, afin de lui donner un bandage qui convienne à lui, et à *lui seul.*

Nous avons dit, et nous répétons, que pour le bandagiste il n'en est pas, il n'en peut être ainsi. D'abord il n'a pas les connaissances anatomiques et physiologiques nécessaires pour qu'il puisse même concevoir l'idée que la réduction d'une hernie par un bandage est un problème qu'il faut résoudre, autrement qu'en prenant la mesure du tour de la taille, et concevrait-il même l'idée de l'existence d'un tel problème, rien dans ses études ne le rend capable de se livrer à ces recherches.

Le bandagiste n'a donc qu'un idéal : d'une part, simplifier sa fabrication, il la simplifie en rendant ses bandages le plus possible identiques les uns aux autres, d'autre part, donner à ses produits un certain air d'élégance, surtout quand les bandages sont destinés à des femmes.

Le médecin connaît en général l'incapacité professionnelle du bandagiste, il sait que la plupart des bandages sont plutôt nuisibles qu'utiles, parce qu'ils ne correspondent pas aux conditions de réduction qui doivent être réalisées.

Quel est le moyen terme auquel il s'arrête par une coupable négligence dont le hernieux est la malheureuse victime ? Un malade va le trouver, ce malade a une pointe de hernie à peine sensible ; un bon bandage pourrait guérir, ou du moins empêcher l'aggravation de cette pointe ; mais le médecin sait que ce bon bandage est introuvable, alors il rassure son client, il n'a presque rien, avec des précautions cette pointe de hernie rentrera d'elle-même dans l'ordre.

Malheureusement cette prédiction ne se réalise pas ; la hernie, non réduite, grossit vite et devient volumineuse. Le hernieux revient trouver son médecin qui l'adresse cette fois, en désespoir de cause, au bandagiste.

A chacun son rôle ! Dans l'intérêt de sa réputation professionnelle, dans l'intérêt des malades, le médecin doit indiquer au bandagiste le but qu'il veut atteindre, les conditions que doit remplir chaque bandage et ce n'est que d'après les indications du médecin, sous son contrôle, sous sa responsabilité, que le bandagiste doit opérer.

C'est de cette façon que j'agis constamment et que j'arrive à livrer à mes malades des bandages introuvables ailleurs, c'est-à-dire qui maintiennent, d'une manière constante, la hernie sans fatiguer et sans blesser.

La guérison de la hernie est-elle possible ?

Ce n'est que de nos jours qu'on a mis cette guérison en doute ; autrefois elle était considérée comme facile et a été affirmée possible par tous les médecins qui se sont occupés de la hernie. Les médecins du XVIIe siècle particulièrement, arrivaient à guérir un grand nombre de hernieux, au moyen de l'usage combiné de bons bandages, de toniques, topiques, emplâtres destinés à modifier l'état morbide, soit de la paroi ventrale, soit du sac herniaire.

La grande tourmente révolutionnaire, qui emporta et qui anéantit l'ancien régime, n'eut pas seulement d'action sur les institutions politiques et sociales, elle retentit encore sur le monde médical ; toute l'ancienne médecine fut renversée avec le reste, bon et mauvais tout y passa. On n'eut plus que le mépris, c'est-à-dire l'ignorance de ce que l'école médicale française avait accumulé en fait de vues ingénieuses, de procédés heureux, et ce n'est que par hasard, comme en se cachant de ses attaches avec les médecins de l'ancien régime, qu'on reprend aujourd'hui leurs méthodes et leurs médications.

Or, ces guérisons de hernies que nos ancêtres obtenaient si souvent, combien pourrions-nous les faire plus communes, étant donné les ressources nouvelles et les connaissances plus approfondies que nous avons en anatomie, en physiologie, en mécanique, connaissances qui nous permettent, surtout dans la confection des bandages, d'arriver à des résultats parfaits.

Hériter de l'expérience de nos ancêtres, profiter des découvertes de nos contemporains, tel est l'idéal en médecine comme en toute autre chose.

Comment la hernie se guérit-elle ?

La théorie de la guérison de la hernie est très facile à concevoir et à expliquer. Quelles sont les conditions de la guérison de la hernie : faire rentrer la tumeur dans l'abdomen, l'y maintenir de telle sorte qu'elle n'en ressorte jamais et, pour rendre cette sortie impossible, non pas seulement barrer par un obstacle quelconque, par une pelote herniaire, la porte de sortie par laquelle elle s'est échappée, mais supprimer cette porte, obtenir par un moyen quelconque, que l'anneau herniaire se resserre, se ferme, et que l'ouverture qu'il laissait béante soit remplacée par une masse solide de tissus cicatriciels.

Or rien anatomiquement, physiologiquement, expérimentalement, ne s'oppose à ce que ces conditions ne puissent être remplies.

1° *Preuves anatomiques.* — La hernie quand elle survient, produit toujours une plaie, une déchirure des tissus qui composent la paroi ventrale. En effet, ce n'est que par une déchirure que le viscère hernié peut sortir de l'abdomen puisque, à l'état normal, les tissus de la surface ventrale interne forment un tout continu ou presque, ne pouvant laisser passer que par l'écartement plus ou moins brusque de leurs parties constituantes, les tumeurs, quelquefois énormes, constituées par les hernies.

Or, qui dit déchirure, dit plaie, et sous entend, par cela même, cicatrisation, adhérence plus ou moins lente, plus ou moins facile contact nouveau des tissus qui ont été séparés ; on se fait une entaille, une coupure profonde, forcément les lèvres de l'entaille se rejoignent et se soudent même, en une ligne rouge, puis blanche, qui constitue la cicatrice et est formée d'un tissu dur, résistant comme si la nature opposait préventivement une barrière à une séparation nouvelle.

La cicatrisation peut être rapide, si les tissus sont actifs et qu'une irritation de bonne nature favorise le travail de réunion ; elle est lente, au contraire, si la partie malade a peu de vitalité, si la circulation s'y fait mal.

La seule condition indispensable à la cicatrisation, c'est que les parties qui doivent se réunir, pour former la cicatrice, soient en contact, ou du moins qu'aucun corps étranger ne s'interpose entre les lèvres de la plaie.

Ainsi, prenons la déchirure, la *plaie* qui s'est produite dans la paroi abdominale pour laisser passer la hernie ; cette plaie est une plaie ordinaire, seulement elle n'intéresse pas, comme les coupures, la peau, et voilà pourquoi elle n'est pas évidente. Les lèvres de cette plaie forment l'anneau herniaire.

Que faut-il pour que cette plaie suive dans sa cicatrisation la marche des plaies ordinaires ? Tout simplement qu'aucun obstacle ne s'oppose à la réunion de ses bords, que la tumeur, le sac herniaire, en sortant en dehors, ne maintienne pas écartés les bords de la plaie, les arrondissant en anneau.

Donc la condition première de la cicatrisation de la plaie abdominale, c'est que la hernie soit repoussée dans l'abdomen par un bon et solide bandage, qu'elle y soit maintenue d'une façon constante et parfaite.

La condition seconde, c'est d'activer la vitalité des tissus, de provoquer sur les bords de la plaie herniaire une légère irritation, afin de hâter le travail de réunion ; on agit de même façon pour les plaies ouvertes, on régularise les bords, on emploie pour les pansements des substances un peu corrosives : alcool, etc., on ravive les lèvres au moyen du ciseau, on brûle au nitrate d'argent les bourgeons qui suppurent, parce que leur vitalité est languissante.

La guérison des hernies au point de vue anatomique ne diffère donc pas des autres plaies. Il n'y a qu'une méthode de cicatrisation, supprimer tout obstacle à la réunion, activer en irritant les bords de la plaie leur tendance à la réunion.

2° *Preuves physiologiques.* — Les preuves physiologiques reposent sur la propriété naturelle des tissus de se rétracter, de s'accoler, de se souder, et cette propriété de contraction et d'accolement s'exerce avec d'autant plus d'évidence, de vitesse, d'activité, que les tissus sont irrités ou enflammés.

Voyez, par exemple, les phénomènes physiologiques qui se passent dans les cas de brûlure et comment cette propriété de rétraction devient visible par les brides sous-cutanées consécutives aux plaies de la main.

Le bandage herniaire, par le froissement qu'il produit sur le collet de la hernie, détermine exactement le même phénomène, la rétraction de l'anneau. Quelle que soit l'explication qu'on en donne, le fait est reconnu sans conteste. Les grands chirurgiens Demeaux, Cloquet, Gosselin ont beaucoup insisté sur ces faits. Ils s'attachent à démontrer que le sac et le collet, formés par le péritoine, présentent à un très haut degré le pouvoir adhésif, qu'il se forme à ce niveau un afflux de sang déterminant une légère irritation avec production de lymphe plastique. Cette lymphe va réunir entre eux les plis rétractés du collet et le tout s'organisera en tissu cicatriciel rétractile capable de resserrer l'anneau et de le fermer complètement, si la hernie est rentrée, ou d'étrangler la hernie si elle est restée au dehors. Voilà donc la genèse de l'étranglement herniaire, sa principale cause élucidée. Mais cette transformation, qui doit étrangler la hernie non réduite, doit aussi la guérir et l'empêcher de se reproduire, si on a eu le soin de la maintenir rentrée.

Si l'étranglement de la hernie n'est pas la conséquence forcée de la puissance de rétraction de l'anneau, c'est qu'en réalité cette puissance a une limite, qu'elle est variable suivant les individus, la résistance qu'on lui oppose et la durée de cette résistance.

Il est évidemment des individus chez lesquels les propriétés vitales des tissus sont affaiblies, réduites à leur minimum. Cette décadence dans la vitalité peut être le résultat d'une constitution naturellement faible et, plus souvent, l'effet de l'âge ou de la maladie. Voilà pourquoi nous essayons, chez nos hernieux en traitement, de réveiller la vitalité générale par l'administration de toniques et par un régime convenable.

Ensuite la puissance de rétraction a ses limites, tout comme l'élasticité avec laquelle elle a les plus grands rapports. Tirez modérément sur un fil élastique, si vous l'abandonnez à lui-même, il réagit et revient à sa longueur première ; tirez trop fortement, vous anéantirez pour ainsi dire la puissance d'élasticité par une résistance trop grande, le fil ne réagit plus. De même si la hernie volumineuse écarte violemment l'anneau herniaire, celui-ci, même quand la hernie est rentrée dans l'abdomen, reste béant, conserve son calibre comme si la hernie était encore présente. Il faut l'exciter fortement par l'inflammation pour qu'il obéisse aux lois de la contraction. Si la durée de la résistance a été longue, c'est-à-dire si la hernie est ancienne, la tendance à la cicatrisation est encore abolie. Reprenons notre comparaison de la contraction et de l'élasticité : le fil, la bande élastique trop souvent et trop longtemps tendus, finissent par perdre leur pouvoir de réaction ; une vieille jarretière devient avec le temps très lâche.

Donc, en ce cas de hernie ancienne, fût-elle peu volumineuse, il faut encore aider à la cicatrisation de l'anneau herniaire dont la puissance de rétraction, la tendance à la réunion des bords, en devient considérablement affaiblie.

3° *Preuves expérimentales.* — Ces preuves sont fournies par la propriété que possède le péritoine de se souder à lui-même, de s'accoler aux parties sous-jacentes, sous l'influence d'une irritation, soit vive, soit constante. Cette propriété est utilisée dans un grand nombre d'opérations chirurgicales où l'on emploie les caustiques, au lieu du bistouri. On veut, par exemple, ouvrir un kyste hydatique du foie, mais on craint une péritonite, si on attaque directement le péritoine qui recouvre le foie. Que fait-on ? On pose une rondelle de pâte caustique sur la peau juste au point où l'on veut faire l'ouverture du kyste, on enlève ensuite la peau mortifiée, on remet du caustique de façon à attaquer les tissus plus profonds pour mettre le foie à nu. Le péritoine étant brûlé à son tour, s'accole très vite aux tissus qui l'entourent et ferme ainsi hermétiquement la cavité péritonéale, de façon qu'aucun liquide provenant du kyste hydatique ou du sang ne peut tomber dans cette cavité et y provoquer de péritonite.

La nature emploie elle-même ce procédé. Les perforations intestinales qui se produisent dans certaines maladies, dans la fièvre typhoïde par exemple, sont loin d'être toujours mortelles, parce que le péritoine qui recouvre l'intestin, s'accolant aux lèvres de la plaie provenant de la perforation et s'y soudant, ferme de son tissu même la perforation et empêche ainsi la chute dans le péritoine des liquides intestinaux, liquides dont la pénétration dans cette séreuse y ferait naître une péritonite mortelle.

Or, pour la hernie, le péritoine conserve les mêmes propriétés ; il ne s'agit que de savoir les utiliser.

Une preuve expérimentale de la guérison possible de la hernie nous est encore fournie par la disparition facile des hernies congénitales ou des hernies qui apparaissent dans l'enfance et l'adolescence.

Tous les médecins s'accordent sur ce point que, étant donné un individu très jeune, il est très facile de le débarrasser d'une hernie.

Or, pourquoi la hernie est-elle si curable dans le jeune âge ? Justement, parce que la puissance de contraction de l'anneau herniaire est plus grande qu'à un âge plus avancé et que, par conséquent, la cicatrisation de la plaie herniaire est plus facile.

Mais, réalisez chez l'adulte, même chez le vieillard, les conditions qui rendent la guérison, de l'avis de tous les médecins, si facile pour l'enfant et l'adolescent, réveillez la vitalité générale par un régime tonique, augmentez la puissance de contraction de l'anneau, la tendance à la cicatrisation de la plaie herniaire par une irritation locale, artificiellement provoquée et sagement graduée, la guérison de la hernie deviendra pour l'adulte et le vieillard aussi facile, aussi prompte, aussi certaine que pour l'enfant et l'adolescent.

Des preuves expérimentales sont encore constituées par le témoignage des malades eux-mêmes. Combien de hernieux, parmi les innombrables clients que j'ai eu à examiner, dans ma carrière de spécialiste, m'ont fait remarquer qu'à un moment donné de leur existence, ils avaient eu une hernie, hernie qui avait guéri d'elle-même, soit sous l'influence d'un repos prolongé au lit, soit sous l'action d'un bandage, par hasard bien adapté à la hernie.

Ces hernies qui avaient guéri naturellement s'étaient toujours produites à l'âge adulte, toujours aussi elles étaient apparues brusquement. C'étaient des hernies de force jaillissant sous l'influence d'un effort violent, chez un individu vigoureux.

Ces hernies s'étaient guéries parce qu'elles réunissaient toutes les conditions nécessaires à la guérison : vitalité générale satisfaisante, puisque la personne était vigoureuse, puissance de contraction de l'anneau herniaire non affaiblie, parce que la hernie, étant maintenue réduite, soit par le repos au lit, soit par le bandage, cette force de contraction n'avait pas été usée par la continuité de l'obstacle à cette contraction. Enfin, tendance à la cicatrisation, parce que les tissus violemment séparés sont aussi violemment irrités, ce qui est une bonne condition de prompte cicatrisation.

Nous voyons que, dans ce cas de guérison naturelle, les mêmes éléments de guérison se trouvaient encore réunis ; or, ces éléments, nous le répétons, peuvent être, aussi, artificiellement obtenus.

La dernière preuve expérimentale de la guérison possible de la hernie est fournie par les autopsies.

Chez les individus mourant d'une maladie quelconque, ou par accident, on trouve très souvent la trace d'une hernie ayant existé et ayant guéri, c'est-à-dire des adhérences multiples et solides du péritoine à une anse intestinale ou à un viscère abdominal, et la coexistence, à la partie correspondante de la paroi ventrale, d'un anneau fibreux de tissu cicatriciel, qui n'est autre qu'un anneau herniaire comblé par ce tissu de nouvelle formation.

Cette preuve expérimentale de la guérison de la hernie, preuve fournie très fréquemment par l'autopsie, est de première importance.

En effet, on a pu conclure à la guérison possible de la tuberculose, maladie encore plus fréquente et plus redoutable que la hernie, de ce fait *seul* que très souvent, à l'autopsie, on a retrouvé chez des individus qui étaient morts de toute autre chose que de tuberculose, des traces de tuberculose qui était arrivée à un degré très avancé et qui avait cependant guéri.

Le porfesseur Brouardel, doyen de la Faculté

de Médecine de Paris, a contribué à faire considérer comme un article de foi que la tuberculose est curable, en montrant lors du cours de médecine légale qu'il a fait longtemps à la Morgue de Paris, qu'un grand nombre des personnes dont il faisait l'autopsie en cet établissement, personnes mortes toutes par accident ou crimes, portaient des marques de tuberculose guérie.

Or, pourquoi cette preuve fournie par l'autopsie, preuve qui a suffi pour faire admettre la curabilité de la tuberculose, ne serait-elle pas admissible quand il s'agit de la hernie, et comment, étant données toutes les raisons que nous venons d'énumérer en faveur de la guérison de la hernie, a-t-on pu croire encore à l'incurabilité de cette affection.

La cause de cette croyance, à notre avis, la voici :

Avant la révolution, la médecine proprement dite était beaucoup plus en honneur que la chirurgie. Le chirurgien, ce descendant du barbier, avait un rang social inférieur à celui occupé par le médecin ; les opérations sanglantes n'étaient pas à la mode ; l'anesthésie n'étant pas inventée, la douleur même provoquée par ces opérations faisait qu'elles n'étaient acceptées par les malades et les blessés qu'en cas d'absolue nécessité.

Les guerres de la république et de l'empire, faisant beaucoup de blessés, mirent en lumière la chirurgie et c'est la médecine qui fut rejetée dans l'ombre. Depuis la découverte de l'anesthésie et l'emploi du chloroforme, de l'éther, de la cocaïne, la manie opératoire s'est de plus en plus répandue, parce que les malades ne souffrant plus au moment de l'opération même, se livrent plus aisément aux manœuvres chirurgicales. On s'est moqué souvent du médecin qui tue son malade, on pourrait dire seulement qu'il le laisse mourir, tandis que certaines opérations sont de véritables assassinats scientifiques.

Non seulement, la chirurgie brutale a multiplié les opérations, mais elle a rendu l'anesthésie même, une opération grave : on injecte maintenant, pour insensibiliser, de la cocaïne dans l'intérieur de la colonne vertébrale, le corps entier, à la suite de cette injection devient insensible et le chirurgien peut opérer à son aise, sans se presser.

L'expérience n'a pas dit encore son mot sur le résultat final et les suites éloignées de cette méthode d'anesthésie ; nous avons peine à croire que ces suites ne soient pas déplorables.

La chirurgie de notre temps fait autant de mal que de bien, mais le public se laisse tromper par les statistiques chirurgicales. Une opération est dite *réussie*, quand le malade ne meurt pas pendant l'opération. Si la mort survient seulement un ou deux jours après l'opération, elle est attribuée à une maladie quelconque, une embolie par exemple, mais l'opération est comptée comme n'étant pour rien dans cet accident subit. il faut le répéter, cette manie opératoire fait bien du mal à la médecine et au malade.

A la médecine, car elle rend presque inutiles les médications internes, les efforts pour arriver à guérir le malade par des procédés lents et doux, empruntés à la nature même. Le médecin s'habitue lui-même à confier au chirurgien le malade dont la guérison traîne entre ses mains.

Des organes malades que le médecin pourrait guérir, sont mutilés, coupés, supprimés par le chirurgien.

A quoi bon, avoir étudié avec tant de soin la constitution du corps humain, avoir fait faire tant de progrès à la physiologie, pour avoir recours à ces méthodes brutales !

Dans la guérison des hernies, la chirurgie même est intervenue ; elle a entrepris, elle, par des moyens dangereux, une cure radicale que la médecine peut obtenir bien plus certaine, bien plus définitive, par des procédés non périlleux et sans opération sanglante.

Mais c'est le règne, à notre époque, de la force brutale, de l'impatience morbide ; le malade veut être soulagé vite, il aime mieux se laisser mutiler par le chirurgien, que de se laisser guérir par le médecin.

Ce qui est singulier, c'est que la confiance qu'on accorde au chirurgien, a pour contre partie la défiance à l'égard du médecin. Hélas cete tyrannie chirurgicale s'est exercée surtout contre les hernieux. C'est à ceux-ci de réagir. Qu'ils sachent bien que tous, quel que soit leur âge, ils peuvent être guéris par des moyens purement médicaux, sans opération sanglante et qu'ils se révoltent enfin contre les chirurgiens avec lesquels ils n'ont rien à faire.

Maladies avec lesquelles on peut confondre la hernie.

La hernie passe pour une maladie facile à diagnostiquer, pour une lésion évidente que celui même qui en est atteint sait aisément reconnaître. Cette assertion est un peu risquée. Pour ma part, j'ai rencontré bien des hernieux chez lesquels un minutieux examen était nécessaire pour découvrir l'existence de la hernie ; j'en ai trouvé d'autres qui croyaient avoir une affection toute différente. Aussi, je crois nécessaire d'énumérer rapidement les caractères propres à la hernie et les principales maladies présentant des symtômes se rapprochant de ces caractères et pouvant prêter à la confusion.

La hernie se traduit par une grosseur qui a pour siège ordinaire le nombril, le haut de la cuisse, le pli de l'aine, les bourses chez l'homme, les grandes lèvres chez la femme. Cette grosseur est très variable ; il est des hernies à peine grosses comme une noisette, d'autres atteignent le volume d'une tête d'adulte.

La hernie est ordinairement arrondie, molle, sonore à la percussion, donnant un son creux, surtout quand elle est d'origine intestinale ; le volume de la hernie est variable : la toux, les efforts la font brusquement augmenter de volume.

La hernie, tant qu'elle n'est pas irréductible, rentre dans l'abdomen en produisant un gargouillement quand on la presse d'une façon douce et continnue, ou quand le malade prend la position horizontale. Ce dernier caractère est particulier à la hernie, il est typique ; malheureusement, il n'existe pas toujours, beaucoup de hernies devenant vite irréductibles.

Les maladies avec lesquelles la hernie peut être à la rigueur confondue, sont : l'abcès, l'adénité inguinale, l'hydrocèle, le varicocèle, le kyste de la grande lèvre. Voici les caractères différentiels principaux qui permettent d'éviter cette confusion :

1° *Abcès.* — L'abcès est accompagné de rougeur, de chaleur, de phénomènes douloureux, il est sensible à la pression ; quand il est aigu, il est difficile de le confondre avec la hernie ; mais l'abcès froid, qui évolue lentement, les collections de pus provenant de coxalgie, de mal de Pott peuvent tromper un malade ; cependant ces collections ne forment pas des tumeurs réductibles dans la position horizontale.

2° *Adénite inguinale.* — L'engorgement des glandes du pli de l'aine simule une hernie, mais généralement il n'y a pas un ganglion seul engorgé, on trouve autour du ganglion principal des séries d'autres glandes plus petites, puis les ganglions ne sont pas sonores à la percussion, ne disparaissent pas à la pression, et sont sensibles au toucher.

3° *Hydrocèle.* — L'hydrocèle est un épanchement d'eau dans les bourses ; la tumeur de l'hydrocèle est allongée, ne disparaît pas à la pression, elle est transparente.

4° *Varicocèle.* — On a donné ce nom aux varices du cordon testiculaire. Ces varices qui siègent presque toujours du côté gauche, ne forment pas une tumeur nette, c'est un empâtement du cordon, donnant au toucher la sensation d'un paquet de ficelles emmêlées. Ces varices, comme celles des jambes, diminuent par le repos et la position horizontale ; la tumeur qu'elles forment est peu volumineuse le matin ; elle grossit après la station debout prolongée, ou un travail pénible.

5° *Kyste de la grande lèvre.* — Ce Kyste a la forme extérieure de la hernie inguinale, mais il en diffère au toucher ; il est dur à la pression et invariable dans son volume. Son développement très lent permet encore de le distinguer de la hernie.

Manière d'appliquer le bandage.

Nous croyons utile d'insister sur ce point qu'un bandage) mal appliqué peut blesser le malade, contusionner la hernie et devenir la cause première d'accidents graves.

Le bandage est un appareil dont il faut apprendre à se servir ; le meilleur ne vaut rien, s'il est mal appliqué. Quand un malade me consulte en personne, je lui apprends à poser son bandage ; quand la consultation se fait par correspondance, j'envoie une note explicative détaillée pour son application.

Mais il est, en fait de bandage, une loi fondamentale : sous peine d'accidents graves, et peut-être de la mort même, n'oubliez jamais d'appliquer votre bandage tous les matins, *avant de descendre du lit* et après vous être assuré que la hernie est bien rentrée. Dans ces conditions, l'anneau est vide et la pression du bandage pourra comprimer directement l'une contre l'autre les deux parois destinées à se souder. Si vous appliquez seulement le bandage après vous être levé, vous pourrez peut-être empêcher la hernie de sortir à l'extérieur, mais elle s'engagera toujours dans l'orifice interne, et, si le fait se renouvelle ainsi tous les jours, les parois seront séparées et il n'y aura pas de cicatrisation, sans laquelle il n'y a pas de guérison possible.

Gardez-vous surtout de faire usage d'un *bandage élastique* durant la journée : cet appareil constitue un danger par la sécurité illusoire qu'il procure au malade ; nous en avons d'ailleurs fait justice dans un chapitre précédent.

Cette ceinture élastique, nous ne saurions trop le répéter, ne doit être utilisée que sur la fin d'une cure et pendant la nuit. Je ne l'autorise pendant le jour que, la guérison une fois obtenue et lorsqu'il s'agit de fortifier encore pendant quelques semaines la cicatrice déjà formée.

Mon traitement curatif.

Il ne suffit pas de guérir une infirmité, il faut, surtout quand on a à lutter contre des préjugés et des idées préconçues, expliquer encore comment et pourqoi on la guérit et par quelle suite d'idées on est arrivé à se créer une méthode personnelle.

Dès le début de mes études médicales, je fus

frappé et du nombre de hernieux, et du peu de moyens auxquels on avait recours pour pallier une infirmité si commune et si gênante. On se bornait à ordonner le port d'un bandage quelconque. Je me disais qu'il fallait que la cure de la hernie fut une œuvre bien difficultueuse pour que personne ne l'ait entreprise. Peu au courant alors de la médecine ancienne, je ne savais pas que la cure radicale de la hernie était obtenue facilement par les médecins d'autrefois.

L'indifférence avec laquelle on traitait les pauvres hernieux me parut coupable, je me demandais s'il n'était pas possible de leur procurer un soulagement, de les replacer dans les conditions normales et je me suis mis à étudier sérieusement la hernie et à chercher d'abord le moyen de la maintenir réduite, cette réduction complète, constante, étant la condition essentielle à remplir pour obtenir la guérison de la hernie.

Qu'est-ce que la hernie ? C'est l'effraction d'organes contenus dans la cavité ventrale, à travers les tissus qui forment la paroi externe de cette cavité ; cette effraction ne peut se produire que par la déchirure, en un point quelconque, de ces tissus. Il faut favoriser la cicatrisation, si l'on veut que l'effraction des viscères en dehors du ventre ne se reproduise plus. Mais comment obtenir cette cicatrisation?

La condition première, pour qu'une plaie se cicatrise, c'est qu'aucun corps étranger, caché dans l'intérieur de la plaie, ne vienne s'opposer à la réunion immédiate des parties séparées, que les lèvres de la plaie puissent se trouver en contact constant.

Qu'arrive-t-il pour la hernie ?

La plaie, la déchirure de la paroi abdominale forment l'anneau herniaire, qui laisse passer la tumeur ; or, cette tumeur, tant qu'elle n'est pas réduite exactement, c'est-à-dire rentrée absolument dans la cavité ventrale, forme un obstacle qui s'oppose à la réunion des lèvres de la plaie, laquelle, est maintenue béante et toute cicatrisation est impossible.

Le premier acte de la guérison de la hernie consiste donc à maintenir la hernie complètement et constamment réduite.

On ne peut obtenir cette réduction que par un *bon* bandage.

Aussi, mon traitement se compose-t-il : 1° d'un bandage ; 2° d'un traitement externe ; 3° d'un traitement interne.

1° *Du bandage.* — J'ai fait de ce bandage l'objet d'une longue étude.

Pour qu'un bandage soit bon, il doit être construit de telle façon que le ressort trouve en arrière un point d'appui solide et fixe et qu'en avant il puisse, par sa pelote, peser sur l'anneau herniaire avec une force de pression égale et constante.

Le problème n'est pas si facile à résoudre qu'il le semble ; il faut que la pression de la pelote combatte efficacement l'effort de poussée au dehors de la hernie, effort qui comprend trois éléments de valeur variable.

1° Le poids de la masse abdominale, poids qui change suivant que l'estomac, l'intestin sont pleins ou vides, ou selon que le diaphragme, dans l'acte respiratoire, s'élève ou s'abaisse.

2° La tension des gaz contenus dans l'intestin ; la quantité de ces gaz est très variable.

3° Les variations d'amplitude des muscles de l'abdomen, par la respiration, la marche, etc.

Grâce à l'expérience que m'ont procurée et la connaissance des parties anatomiques sur lesquelles doit s'adapter le bandage et l'étude comparative des nombreux modèles qu'on rencontre dans le commerce, j'ai pu arriver à faire confectionner un bandage que je regarde comme parfait, parce que bien appliqué, il maintient la hernie d'une façon permanente à l'état de réductibilité.

Comme forme générale, cet appareil ressemble au premier abord aux autres bandages, mais ce qui l'en distingue, c'est que la pelote, extérieurement semblable aux autres pelotes, recèle des médicaments que la chaleur du corps et la transpiration font évaporer et pénétrer à travers les pores de la peau sous forme de gaz, ou de vapeurs médicamenteuses, les mettant ainsi à l'état naissant en contact avec l'anneau herniaire, dont ils irritent légèrement les bords, de façon à en favoriser la cicatrisation. Seulement, comme l'action de ces médicaments s'épuise et qu'il faudrait jeter le bandage entier, si on ne pouvait les remplacer, j'ai imaginé de faire la pelote du bandage creuse, en *godet* et de remplacer le crin dont on rembourre les bandages ordinaires par un sachet médicamenteux qui s'y adapte. Le sachet, en tissu lache pour permettre le passage des émanations actives, se remplace à l'infini.

Ce bandage, fabriqué sous mon contrôle avec un soin intelligent, formé d'un ressort d'acier souple et cependant résistant, mollement garni pour éviter les blessures, offre toutes les garanties d'un bon bandage ordinaire pour la contention de la hernie et il agit en outre par ses vertus médicamenteuses.

Mon bandage employé seul, peut guérir sans le secours du traitement dont je vais parler. Mais la guérison est alors plus lente et la réussite n'est plus aussi certaine. J'ai constaté d'ailleurs que les cures ainsi obtenues sans le concours du traitement médicamenteux, sont sujettes à recidive.

Le bandage *simple*, c'est-à-dire d'un seul côté, est de 20 francs avec six sachets médicamenteux.

Le traitement (consultation et médicaments réunis) est à part et se paie 30 francs (voir page 19.)

Le bandage *double*, c'est-à-dire des deux côtés, est de 30 francs avec douze sachets médicamenteux ; la durée de chacun des sachets est de 15 jours au moins, c'est-à-dire qu'ils sont plus que suffisants pour le temps d'un traitement. On peut, en outre, s'en procurer indéfiniment, au prix de 0 fr. 75 pièce.

Quand la hernie est volumineuse ou quand elle glisse facilement sous le bandage, je fais faire une pelote d'une forme particulière qui, en s'adaptant plus intimement sur l'orifice de sortie, assure la contention parfaite de la hernie. Dans ce cas, le prix du bandage est augmenté de 5 francs, soit 25 et 35.

Mes bandages *ombilicaux*, grâce à leur perfectionnement, assurent la contention des hernies et des éventrations les plus considérables, et cela sans qu'on soit obligé de recourir à une pression violente sur le tour du corps, pression qui entame les chairs, cause des douleurs atroces et gêne le fonctionnement des organes abdominaux. La pression de mes bandages se faisant d'avant en arrière, le ressort pose simplement sur la peau sans la froisser, et cependant il ne remonte jamais et reste constamment appliqué sur la hernie. Le prix de ce bandage avec six sachets est de 30 francs.

On est prié d'essayer le bandage dès sa réception et de s'assurer qu'il va bien. En cas de modification, celle-ci est faite sans autres frais. Le port de retour est à la charge du malade.

2° *Traitement externe.* — Il consiste dans les médicaments contenus dans les sachets de toile et dans la préparation destinée à imprégner les sachets de laine. Ces substances très actives agissent directement sur l'orifice de la hernie qu'elles irritent lentement, continuellement et graduellement.

L'effet de cette inflammation constante, qui est trop lente pour être douloureuse, est de rétrécir l'anneau ; les bords de celui-ci entrant en action, sécrètent une lymphe plastique qui devient l'élément de formation d'un nouveau tissu, dit tissu fibreux ou de cicatrice. Ce tissu s'organise peu à peu et devient avec le temps si solide, que, non seulement il ferme complètement l'anneau herniaire, mais il oppose une résistance supérieure à la résistance normale, à la poussée des organes abdominaux.

La hernie est dite *guérie*, quand la cicatrice est devenue ferme, rigide ; on peut alors complètement supprimer le bandage, suppression qui n'a plus aucun inconvénient, car il est certain que si une nouvelle hernie se forme, ce qui est toujours possible, elle n'apparaîtra jamais à la place qu'occupait la première.

Traitement interne. — Ce traitement est le complément nécessaire et indispensable du traitement externe ; la plupart des hernieux sont débilités ; même chez ceux qui ne le sont pas, les muscles manquent de tonicité, l'organisme tout entier de vitalité, l'appétit est mauvais, les digestions pénibles.

Sous l'action du traitement interne, l'état général se modifie d'une façon très heureuse ; le sentiment de fatigue qui accable les hernieux se dissipe, l'appétit est meilleur, la digestion devient facile, la nervosité, les souffrances vagues et disséminées dans tout le corps disparaissent et, ce qui est surtout indiscutable, les tissus de l'abdomen reprennent de la tonicité, de la résistance ; l'intestin lui-même, recouvrant le degré de contractilité nécessaire à son bon fonctionnement, se ramasse, se groupe pour tenir le moins de place posible dans la cavité abdominale et perd ainsi la tendance à obéir à son propre poids pour s'échapper au dehors ; en un mot, ce traitement interne a pour effet d'attirer l'intestin dans la cavité abdominale, tandis que ce dernier s'y trouve refoulé par le bandage et la médication externe destinée à fermer le passage par lequel il s'échappait à l'extérieur. Sa composition d'ailleurs est telle qu'il ne produit jamais de constipation et qu'il est très salutaire dans toutes les affections chroniques qui s'accompagent toujours de relâchement des tissus. C'est donc un traitement adjuvant de la plus grande importance.

En résumé, mon traitement de la hernie se compose de médicaments administrés à l'intérieur et à l'extérieur. A chacun des deux principaux repas, ou quelques instants avant, le malade prend la préparation interne, tonique, apéritive, digestive et d'une saveur agréable. Chaque matin, *avant de descendre du lit*, il fait en quelques minutes l'application sur l'orifice herniaire des préparations pour usage externe qui, maintenues par le bandage, demeurent en place toute la journée, sans causer de souci au blessé. Il se résignera d'autant plus à revêtir ce bandage qu'il sait que *s'il est indispensable pour appliquer et maintenir mes médicaments au niveau de l'anneau herniaire jusqu'à ce qu'ils aient produit leur effet, le port n'en est plus comme autrefois définitif, mais bien provisoire et simplement limité à la durée de la cure.*

Sous l'influence de ce traitement, l'anneau se rétrécit d'une manière permanente, si bien que ce résultat est déjà sensible après deux ou trois semaines *quel que soit l'âge du malade ;* à cette époque, il peut constater en effet que l'intestin n'a pas autant de tendance à descendre et que le bandage le maintient très facilement, et ce sont là les premiers symptômes de l'action des médicaments.

Pendant toute la durée du traitement, le blessé ne doit rien changer à sa façon de vivre, ni à ses travaux habituels.

Ainsi qu'on vient de le voir par ce qui précède, aucun traitement n'est aussi rationnel et en même temps d'un emploi aussi simple, aussi facile que celui indiqué par ma méthode.

Imbu de ce principe que tout ce qui est débilitant, tout ce qui fatigue l'économie, est nuisible à la hernie ; que tout ce qui fortifie, tonifie, assure le bon fonctionnement des organes, est favorable à sa guérison, je n'ai fait entrer dans mon traitement que des substances bienfaisantes sous tous les rapports. Le hernieux peut donc en faire usage sans crainte de nuire à sa santé générale. Le *vin composé* que je fais prendre à l'intérieur est dans ce cas ; sans propriétés échauffantes, il a une action directe sur la fibre musculaire, qu'il tonifie comme le ferait une gymnastique bien ordonnée.

Aussi il arrive fréquemment que des malades guéris de leur affection, continuent à en prendre, ayant constaté que, par son usage, les digestions stomacale et intestinale se font plus régulièrement.

Hygiène du hernieux.

Le hernieux doit, autant que possible, se soumettre à une hygiène spéciale, c'est-à-dire qu'autant qu'il le pourra, il évitera tout ce qui peut diminuer, même d'une façon passagère, la tonicité des tissus et qu'il se dispensera des efforts violents qui favorisent toujours la poussée au dehors des organes abdominaux.

Résumons en quelques notions très simples l'hygiène des hernieux : tout mouvement exagéré, toute fatigue excessive leur est nuisible ; ils peuvent vaquer sans inquiétude à leurs occupations habituelles, mais éviter les exercices trop actifs, les sports violents qui sont devenus à la mode.

Le hernieux ne doit pas se laisser surprendre par les actes physiologiques : toux, éternuements, vomissements, etc., actes qui provoquent la poussée en avant de toute la masse intestinale.

La toux, l'éternuement, le vomissement, ne se produisent pas assez subitement pour qu'on ne les sente pas venir et qu'on ne puisse affaiblir, par une position favorable, l'effort nuisible. Le hernieux doit donc, en ces cas, immédiatement s'asseoir, si possible, et toujours se pencher en avant, se plier presque en deux; il neutralise ainsi une grande partie de la poussée qui s'opère sur la paroi abdominale.

Le hernieux doit éviter la constipation qui, dangereuse par les efforts qu'elle provoque, l'est encore par les obstacles qu'elle oppose à la circulation intestinale, circulation déjà si défectueuse dans le cas de hernie.

Comment combattre, me dira-t-on, cette constipation ? les lavements, même les lavements laxatifs ou glycérinés, relâchent l'intestin et finissent par ne plus produire aucun effet. Les pilules purgatives, les thés dépuratifs, etc., tous produits qui couvrent de leurs promesses menteuses la quatrième page des journaux sont ordinairement des produits composés et lancés par des pharmaciens, c'est-à-dire des personnes qui, n'étant pas médecins, ne connaissent pas les effets désastreux des substances résineuses et des purgatifs drastiques sur certains estomacs et certains organismes.

Je conseille donc aux hernieux, pour calmer leur constipation, l'usage de mes *cachets laxatifs ;* ces cachets sont rafraîchissants et toniques, ils ne produisent pas de débâcles diarrhéiques, pas de coliques; on n'arrive pas pour eux à l'accoutumance. Sous leur influence, l'appétit devient meilleur, la digestion plus facile et plus complète. On voit aussi par leur action diminuer le volume du ventre qui devient mobile, élastique et souple.

On aide encore à la guérison de la constipation par le régime alimentaire. Ne prendre que des poissons et des viandes de facile digestion, manger quotidiennement des légumes verts, épinards, salades de toutes sortes, se priver de légumes secs, pois, haricots, aliments lourds et faisant naître des gaz dans l'intestin.

La plupart des hernieux étant débilités, ils se trouveront bien d'une alimentation reconstituante : de viandes noires, de volailles, de bons vins, et surtout de notre *vin spécial* pour le traitement des hernies dont les propriétés digestives, toniques, reconstituantes sont réellement merveilleuses et donne à nos malades un relèvement organique très rapide.

La question des bains est encore très importante; il est évident que le bain chaud, le bain prolongé surtout, affaiblit en les relachant les parois intestinales ; mais les bains médicinaux sont parfois nécessaires. Nous conseillons à nos malades de porter toujours dans le bain notre *bandage de bain.* Quant aux bains de propreté, nous demandons soit de ne les prendre qu'une fois par mois, soit de les remplacer par les bains-douches quotidiens : lotions savonneuses chaudes sur tout le corps, qui est ensuite rincé à l'eau tiède ou froide. Les bains froids étant toniques sont permis. Quant aux rapports sexuels, ils demandent de la modération : se défier d'emportements qui comportent de violents efforts. Enfin, il faut avertir le hernieux, surtout le hernieux qui n'a pas encore porté de bandage, qu'un appareil, quelque bien fait qu'il soit, quelque bien qu'il s'adapte au corps, gêne d'abord et fait un peu souffrir : c'est le soulier neuf qu'il faut briser par l'usage.

La plupart des spécialistes, Malgaigne entre autres, recommandent aux malades de faire preuve de patience et de courage dans le port du bandage qui, serrant parfois un peu fort les premiers jours, cause une souffrance, un énervement assez violent pour faire croire au malade qu'il ne pourra jamais s'y habituer.

L'habitude de cet appareil vient si vite au contraire, qu'elle dégénère bientôt en besoin. Pour soulager les souffrances et la gêne provoquées par le bandage neuf, on a conseillé encore de ne le porter, pendant quelques jours, que par intermittence, deux ou trois heures consécutivement, et de placer sous la pelote un coussinet d'ouate.

Il importe toutefois d'ajouter que la hernie ancienne, qui n'a jamais été maintenue, oppose une résistance entêtée à toute réduction, elle rentre un instant, pour ressortir aussitôt ; un peu de patience use bientôt cette résistance.

Dernière petite remarque, le bandage tient mieux et semble s'adapter au corps plus vite et plus exactement chez la femme que chez l'homme, soit que, plus adroite, elle sache mieux placer l'appareil, soit que les contours arrondis de la femme se prêtent mieux que ceux de l'homme, à une adaptation complète.

Nous recommandons aux clients traités par correspondance de nous envoyer des mesures bien exactes. De la précision de ces mesures, dépend, en partie la perfection du bandage.

CONCLUSION

En résumé, voici la substance de ce livre : nous guérissons la hernie à tout âge et quelque soit son volume, mais plus elle est récente, plus la cure est de courte durée. Nous savons que cette affirmation fera naître le doute dans l'esprit de certains vieillards n'ayant pas encore eu l'occasion de vérifier l'efficacité de notre méthode, mais en nous adressant à ces derniers, nous dirons : alors même que cette guérison ne serait pas toujours obtenue, l'amélioration produite par le traitement dès son début, serait encore suffisante pour en recommander l'emploi aux hernieux ; ils retireraient toujours de l'ensemble du dit traitement un soulagement remarquable qui les consolerait et leur éviterait les complications et les graves désordres auxquels ils étaient fatalement voués.

En conséquence, sitôt qu'une personne ressent à l'aine une douleur plus ou moins vive, intermittente ou permanente, sitôt, surtout, qu'elle s'aperçoit d'une petite tumeur dans cette région, elle doit s'avouer à elle même qu'elle a une pointe de hernie et se soumettre au port de notre bandage et à notre traitement qui guérit très rapidement ces hernies de nouvelle formation.

Si la hernie date de dix ou quinze ans, que

le malade sache bien que si sa cure sera légèrement plus longue, il n'en guérira pas moins d'une façon radicale, qu'il se dispensera définitivement du bandage si incommodant quand on doit le porter toute sa vie et qu'il pourra enfin réaliser les conditions physiques de l'existence ordinaire.

Si c'est un vieillard, il devra mettre d'autant plus d'empressement à recourir à un traitement qui, dès les premiers jours de son application, diminuera le volume de sa hernie, le préservant de tout accident, en attendant la guérison qui couronnera souvent la cure.

Mais j'insiste, en terminant, sur ce point : les malades ne savent pas en général poser leur bandage ; or l'appareil le plus parfait, s'il est mal posé, ne saurait produire aucun bon résultat.

Que fait le hernieux le plus souvent ? il a quitté son bandage pour la nuit ; le matin, il se lève, fait sa toilette et songez que la toilette, même la plus simple, exige des mouvements, des efforts. On lève les bras très haut pour se coiffer,on les écarte du corps pour les ablutions et lotions, tous ces efforts et mouvements font ressortir la hernie.

Après s'être promené dans la chambre, chaussé, etc., on se décide à revêtir son bandage, comme en endosse un pardessus en sortant.

Cette pratique est déplorable. D'abord la hernie, non maintenue pendant la demi-heure ou l'heure que dure la toilette, en a profité pour sortir au dehors, tandis qu'il est indispensable, pour que le tissu cicatriciel ferme l'anneau, que la hernie soit toujours, toujours, entendez-vous, exactement maintenue réduite. Une plaie dont vous sépareriez chaque matin les lèvres pourrait-elle jamais se fermer ?

Enfin, le malade étant debout ne peut réduire complètement la hernie, donc poser comme il le faudrait le bandage.

Il repousse la tumeur d'une main et applique de l'autre la pelote du bandage à la place de la hernie. Mais en procédant ainsi, la hernie, contrairement à ce que croit le malade, est incomplètement rentrée ; simplement refoulée derrière la pelote, elle se trouve la plupart du temps comprimée entre cette dernière et l'os, occasionnant des tiraillements, des coliques, et souvent une inflammation de l'intestin, cause première de l'étranglement.

Au contraire, si le malade met son bandage alors qu'il est encore couché, ayant la position horizontale, la hernie, n'étant sollicitée par aucun effort à la poussée en avant, est absolument réduite ; l'anneau herniaire ne subit de ce fait aucun écartement, et la cicatrice de nouvelle formation n'a à craindre aucune déchirure.

Il semble que ce ne soit rien que de mettre son bandage à un moment ou à un autre, dans une position ou dans une autre, et cependant tout est là.

Si vous mettez votre bandage étant levé et debout, malgré la perfection de mon bandage, l'infaillibilité de mon traitement, il est certain, certain entendez-vous, que vous ne guérirez jamais ; ce sera votre faute et non la mienne.

Le VARICOCÈLE et l'HYDROCÈLE affectant chez l'homme la même région que la hernie et l'accompagnant souvent, j'ai tenu, dans l'intérêt de mes Lecteurs, à terminer cet Ouvrage par quelques explications sur ma méthode dans la cure de ces deux affections.

VARICOCÈLE

Le varicocèle est une tumeur formée par la dilatation des veines du scrotum ou du cordon. Cette maladie attaque naturellement exclusivement l'homme, mais les femmes ont cependant, dans l'épaisseur des grandes lèvres, des tumeurs veineuses qui correspondent au varicocèle.

Toutes les causes des varices peuvent amener le varicocèle ; mais, en outre, le varicocèle a généralement pour origine tout ce qui fait obstacle à la circulation du sang dans les parties génitales ; le gonflement des ganglions, des aînes, les kystes et engorgements du cordon, les contusions de ces parties, les hydrocèles dont on a provoqué imprudemment par des *moyens chirurgicaux* la disparition trop rapide ; la constipation, par les efforts réitérés que font les personnes constipées et par la pression des matières fécales accumulées dans l'intestin ; mais la cause la plus fréquente du varicocèle c'est, ou l'existence des hernies négligées, mal contenues, hernies soit inguinales, soit scrotales, soit crurales très volumineuses, rétrécissant par leur poids l'entrée du canal inguinal et gênant la circulation du cordon, ou la compression exercée sur le cordon par un bandage herniaire mal construit et mal appliqué.

Le varicocèle volumineux est souvent confondu par le public avec la hernie scrotale (descendue dans les bourses) ; il est facile à reconnaître pourtant par la lenteur de son développement, l'aspect bleuâtre, de ses nodosités, la sensation, en palpant le cordon, d'une tumeur molle, pâteuse, analogue à un paquet de ficelle, l'impossibilité de le réduire en masse, l'absence de gargouillement. Il siège généralement à gauche.

Le varicocèle est une maladie grave et douloureuse, mais qu'il est possible de prévenir, et de guérir.

Il est possible de le prévenir, parce que son apparition est précédée de symptômes particuliers : douleurs aux reins, se propageant le long du cordon jusqu'au testicule ; le scrotum semble pesant, tendu par un liquide. Bientôt le cordon testiculaire paraît plus gros. Pendant les temps chauds, à la suite de marche soutenue et d'exercices violents, le malaise est plus considérable ; des tiraillements dans le bas des reins et des pesanteurs dans le scrotum fatiguent le malade. S'il fait froid, ou si la position du sujet est horizontale et son repos complet, tous les accidents se dissipent, le cordon parait normal.

Après un temps plus ou moins long, si le mal n'est pas enrayé, la tumeur variqueuse, devenue plus considérable, ne disparait plus spontanément par le repos ; les symptômes s'aggravent, les mouvements respiratoires sont gênés et les douleurs sont parfois tellement insupportables qu'elles menacent la vie du sujet. La tumeur variqueuse s'accroît sans cesse, son volume peut devenir énorme ; on en a vu de grosses comme une tête d'enfant. Le testicule comprimé par cette tumeur s'atrophie, c'est l'impuissance, ou s'enflamme, durcit, dégénère parfois en cancer. Les malades sont condamnés, quand le varicocèle est volumineux, à l'inaction absolue.

Mais par bonheur le varicocèle, surtout à son début, est aisément curable ; j'en ai obtenu un nombre considérable de guérisons. Il ne faut pas croire, en effet, que les veines dilatées, même assez fortement, ne puissent reprendre leur volume normal ; ne voit-on pas des femmes souffrir pendant leur grossesse de varices volumineuses, qui disparaissent après l'accouchement? De même, je supprime d'abord la cause la plus commune du varicocèle, le bandage herniaire mal fait et mal appliqué, que je remplace par le bandage que j'emploie dans la cure de la hernie. Si le varicocèle est accompagné de hernie, je guéris d'abord la hernie par ma méthode ordinaire ; souvent, alors, les veines, n'étant plus comprimées, reprennent leur volume normal. Si la guérison n'est pas complète, ou si le varicocèle existe sans hernie, j'en obtiens en peu de temps la disparition durable : 1° par un *traitement externe* qui se rapproche de celui des hernies, et l'application de mon *appareil spécial en tissu élastique* (1), ayant le double effet de s'opposer par lui-même à la dilatation des vaisseaux et de supporter les compresses médicamenteuses qui obtien-

(1) Pour le recevoir, le malade n'aura qu'à nous donner la mesure du tour des bourses dans leur plus grande largeur et celle de la taille au niveau du bas ventre.

nent la cure radicale du varicocèle ; 2° par un *traitement interne*, consistant en des astringents inoffensifs exerçant une action tonique sur les parois veineuses, et assurant d'une manière permanente la contraction vasculaire.

J'évite ainsi aux malades une opération chirurgicale très grave, dont le moindre danger est d'abolir la fonction sexuelle, puisque la castration est souvent indispensable au succès de l'opération, et qui, il ne faut pas le dissimuler, coûte la vie à un grand nombre d'opérés.

Je conseille aux malades d'avoir recours à mon traitement dès le début de leur affection, et de bien désigner dans le questionnaire que j'envoie gratuitement aux interessés qui en font la demande, s'ils sont sujets aux varices ou aux hémorrhoides.

Outre cette médication, je recommande à mes malades les précautions suivantes : entretenir la liberté du ventre par des lavements émollients ; s'abstenir de tout exercice violent et de tout excès dans l'exercice des organes génitaux. Les bains froids sont utiles, s'ils ne sont pas contre-indiqués par l'état général. Eviter la fatigue, la station debout prolongée, les longues marches.

HYDROCÈLE

On donne le nom d'hydrocèle à l'accumulation de liquide dans les bourses ; c'est une affection fréquente qu'on observe à tout âge. On l'a quelquefois de naissance et elle survient souvent sans cause appréciable ; mais elle peut être le résultat du froissement des bourses par la marche, l'équitation, un coup, etc. Le liquide renfermé dans la poche est jaune citron et peut atteindre le poids de 600 grammes. Le testicule reste ordinairement sain et occupe la partie supérieure de la tumeur.

L'hydrocèle n'est pas douloureuse, mais elle détermine une gêne proportionnée à la quantité de liquide contenu dans les bourses, qui prennent la forme d'une tumeur allongée en poire ; sa surface est lisse, unie et son volume ne change pas par la pression ou par la position horizontale. La pression exercée partout ailleurs que sur le testicule ne détermine pas de douleur. Abandonnée à elle-même, l'hydrocèle augmente continuellement de volume, de manière à acquérir des dimensions énormes ; on a vu les tissus se déchirer sous la pression pour donner issue au liquide qui se reforme promptement.

Le traitement par la ponction est sujet à récidives : voilà pourquoi je lui en ai substitué un autre qui, agissant extérieurement et intérieurement, guérit radicalement sans opération.

Comme dans le varicocèle, le malade doit porter mon *appareil en tissu élastique*, doublement indiqué et pour la compression des bourses et pour l'application de la médication externe. Les mesures à me donner sont les mêmes que pour le varicocèle.

TABLE DES MATIÈRES

Composé sur les Machines "Linotype".

Paris. — Société anonyme de l'imprimerie Kugelmann,
G. Balitout, Directeur,
12, rue de la Grange-Batelière.

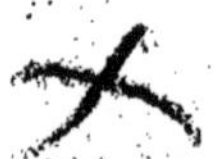

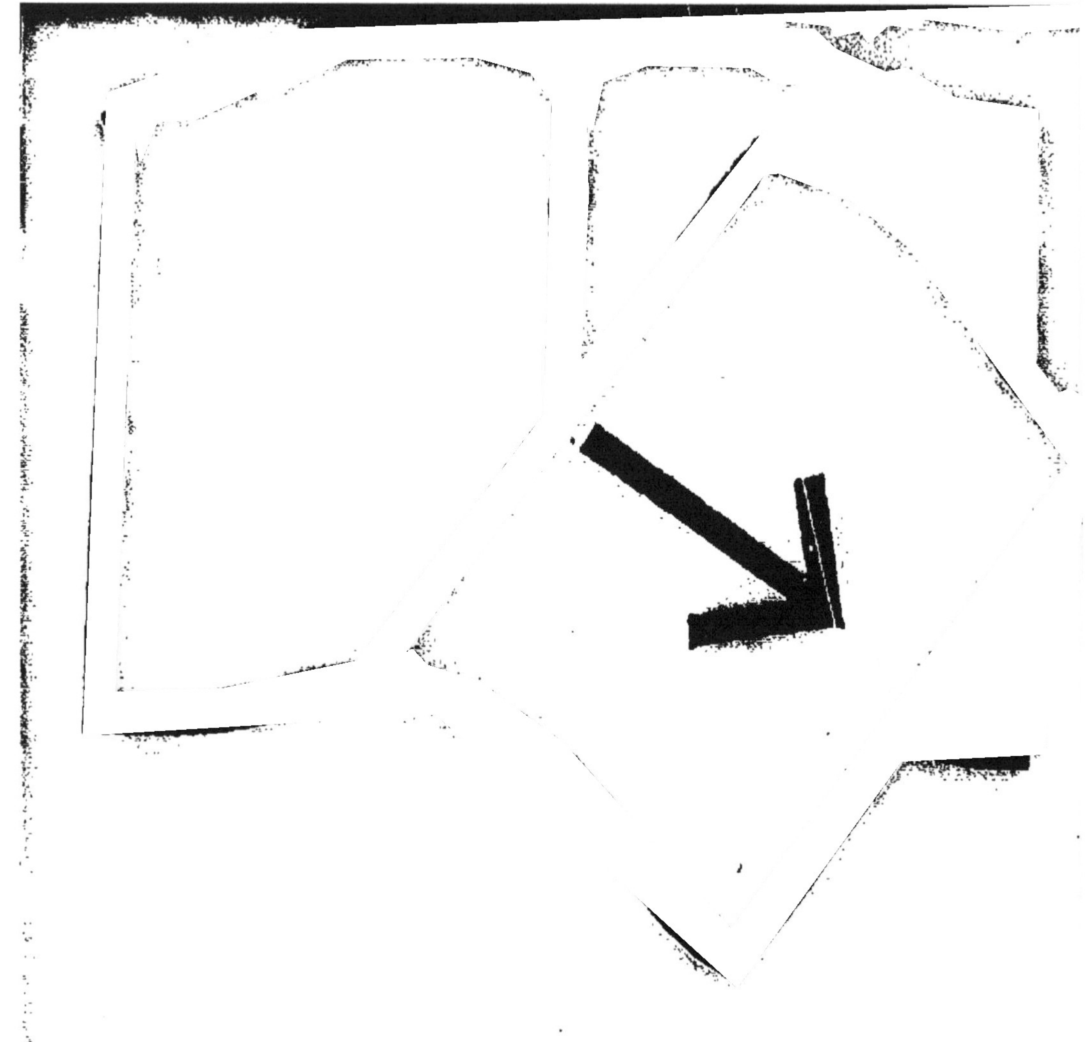

www.ingramcontent.com/pod-product-compliance
Ingram Content Group UK Ltd.
Pitfield, Milton Keynes, MK11 3LW, UK
UKHW020342230726
13925UKWH00003B/923